U0011340

精準醫學

＋

醫學

早期預防癌症，
破解基因迷思對症下藥

元鼎診所院長 **曾嶔元** 著

〔**目錄**〕 ♥

第 **1** 章　**精準醫學的現在與未來** ▶ **024**

第 **2** 章　**精準醫學簡介** ▶ **060**

〔目錄〕

第**5**章 ## 癌症新觀念 ▶ **164**

第**6**章 ## 預防疾病從懂得吃開始 ▶ **196**

以簡練易懂文字介紹精準醫療的內涵

　　曾嶔元教授於醫學系專攻病理並赴美研讀分子生物學博士，精通病理及分子醫學，其為推廣分子醫學發展至精準醫學相關概念，運用自身專業及數十年的臨床經驗撰寫本書，透過理論結合實例的探討，讓民眾更能了解精準醫學的價值及精準醫療檢測品質的重要性。

　　本書透過舉例說明傳統醫學與精準醫學兩者區別，傳統醫學為一體適用的用藥，而精準醫學則考量個人基因、環境生活型態差異，找出適合特定藥物之族群，以提供個人化的治療與預防疾病。隨著基因檢測技術快速發展，使得精準醫學更倚賴基因檢測進行個體差異的分類，為篩選特定族群可透過廠商開發之體外診斷醫療器材產品或生技公司提供之檢測服務，書中藉由實際例子說明透過檢測藥物代謝基因進行精準分類後投以適合個體的藥物，即可達到個人化醫療，簡要點出精準醫學益處。

廠商開發伴隨式體外診斷醫療器材用於檢測病患檢體，利用其檢測結果，提供藥品安全有效使用之必要資訊，做為臨床醫師治療用藥之參考。食藥署做為醫療器材安全、效能及品質把關者，嚴格審查相關醫療器材驗證資料，以確保產品效能正確可靠。食藥署並於 109 年 7 月 17 日公告「伴隨式體外診斷醫療器材技術基準」，供相關產品研發廠商參考，作為產品開發之依據，而生物標記隨著科學發展日新月異，新興技術應用更為廣泛，為確保新興伴隨式體外診斷醫療器材完善審查及把關機制，食藥署邀請學研界及醫界專家，組成醫療器材諮議會，協助醫療器材之安全及有效性做專業評估，而曾教授曾任食藥署「醫療器材諮議會」副主委及現任委員，對於我國醫療器材及精準醫學發展有相當貢獻。

　　食藥署為促使生技產業精準醫療分子檢測實驗室之檢測服務品質提升，自 108 年開始推動該類實驗室之檢測品質管理，透過教育訓練及輔導諮詢協助產業實驗室落實品質管理系統；食藥署亦辦理精準醫療分子檢測實驗室列冊登錄作業，經書面審查及實地查核等程序確認實驗室已建置符合規定之品質管理系統，予以列冊登錄並公開名單，可提供各界送檢之參考。

　　面臨人口老化、慢性病人口攀升、癌症患者的增加及

PRECISION
MEDICINE

醫療財政負擔加重等問題，在數位科技、基因檢測與定序技術的快速發展下，醫療科技日新月異，精準醫療將成為生技醫療產業重要關鍵，可因個別差異而為每個人量身訂製治療方案及健康照護，是未來的健康管理趨勢。精準醫療需建立在個人化醫療基礎上，透過精準篩檢、精準診斷及精準治療，銜接醫療照護、風險評估及健康促進，採取積極預防或改變生活習慣，藉由精準醫療，及早預防及診斷疾病、提供個人化治療模式、提升用藥療效及安全。這本書沒有艱深晦澀的醫學理論，以簡練易懂的文字介紹精準醫療的內涵，貼近生活的實例分析，探討精準醫療的關鍵邏輯與應用，非常值得推薦給讀者。

吳秀梅／衛生福利部食品藥物管理署 署長
高雄醫學大學藥學系教授
財團法人醫藥品查驗中心 董事長

癌症「精準醫療」的先驅

　　曾嶔元教授的《精準醫學》一書是他行醫 30 餘年的思維結晶。近年來，基因檢測成為各種疾病治療的精準診斷工具，如第二章所述，大家所熟悉的大明星安潔莉娜‧裘莉因為測出基因有乳癌的高風險發生，又有家人有此病史，她毅然決然做預防性乳房切除手術，當然有人會質疑是否過度治療？讓我們就這例子看曾教授如何運用大數據分析來解答什麼是精準醫學。

　　傳統上，我們對癌症是以病理檢體與血清腫瘤標記來做診斷，曾教授指出，1 公分直徑大小的癌，裡面大概有 10 億個癌細胞；0.7 公分直徑大小左右的癌，裡面大概有 3.5 億個癌細胞；0.3 公分直徑大小左右的癌，裡面大概有 100 個癌細胞，一個細胞連續分裂生長 30 代就可以產生 10 億個細胞，所以如何善用基因檢測早期診斷癌症及術後的追蹤是很有意義！曾教授在書中第六章也提及預防疾病

從懂得吃開始，其中如何以斷食概念來控制血糖很精彩，也可以給有心減重的讀者參考，理想的控制體重未必就是絕食，什麼都不能吃！

世界衛生組織（WHO）統計，癌症是已開發國家的首要死因，也是全球疾病負擔第二位的疾病，平均每 6 人即有 1 人死於癌症。在台灣，癌症也已連續 38 年蟬聯十大死因之首，再加上人口高齡化及環境汙染等因素，未來癌症的發生率勢必有增無減，如何加強癌症的預防與治療，已成為政府及每一位國人必須面對的課題。隨著國內罹癌人口增加，我們從健保大數據分析，2019 年主、次診斷碼有癌症者已高達 75.7 萬人，整體醫療花費來到 1,108 億元。去年 4 月起，健保署把 4 種癌症免疫新藥 atezolizumab、nivolumab、pembrolizumab、avelumab 分別治療泌尿道癌、黑色素瘤、肺癌、腎癌、頭頸癌、何杰金氏淋巴瘤、胃癌、肝癌與默克細胞癌等 9 種癌別 12 個適應症納入健保給付。

由於癌症領域治療的進步，如何善用藥物的精準醫療已成為癌症治療的趨勢，與傳統醫療相比，標靶治療及免疫療法若透過生物標記的檢測來將病人分群後，選擇有效的藥物給與治療，達到「對症下藥」的目的。目前伴隨用藥所需之分子檢測檢驗並尚未全部納入給付，截至今年 7 月 15 日止，健保已給付用於癌症之 49 種標靶藥物及免疫

藥品中，其中需要經過檢測才可使用者有 34 種藥物。而在這 34 種藥物中共涉及 17 項檢測，目前健保已給付 10 項對應之診療項目。

不過，我也要提醒，許多癌友對於癌症免疫療法寄予厚望，但真實世界的證據攤在陽光下，截至 2020 年 6 月 30 日的統計，共有 2,235 人核准使用免疫檢查點抑制劑新藥，我們在針對核可續用或結案的 1,988 名病人進行分析發現，其中僅 359 人（18.1%）可繼續用藥，其他 1,264 名（63.8%）結案的病人大多因疾病惡化加速或死亡等因素無法繼續用藥。這些數據顯示，並非每種癌症病人使用免疫治療都能達到預期的療效。我們認為，若能將這些 7 成使用免疫治療失敗的藥費節省起來，讓那些對免疫治療有反應的 3 成病人提早使用藥物，相信更能發揮出免疫治療真正的價值。健保署目前也會主動邀請治療癌症病人存活率較高之醫院醫師，籌組專家小組來協助訂定臨床治療指引提供台灣醫界參考，希望以台灣本土的實證醫學為基礎來推動精準醫療，讓每個藥品給付都能達到最佳的效益。

曾嶔元教授平日治學嚴謹，素有「醫界福爾摩斯」的美名，對於各項疾病的機轉都能突破傳統思維，建立出治療的重點方向。在擔任台灣分子醫學會理事長期間，一直推動國內癌症精準醫療與國際接軌，貢獻頗多，如今欣見

他把臨床所見與學術研究的心血結晶《精準醫學》付梓成書，相信許多讀者會獲益良多，一定會對抗癌更有信心，知道何去何從面對挑戰。謹以為序。

李伯璋／衛生福利部中央健康保險署 署長
國立成功大學醫學院外科教授
財團法人器官捐贈移植登錄中心 董事長

台灣精準醫學的先驅

　　曾嶔元醫師畢業於高雄醫學院醫學系，1985 年通過公費留學考試，獲得美國梅爾研究所進修研習新興的分子生物學的機會，於 1989 年取得博士學位。而後在美國田納西大學醫學院擔任助理教授八年，持續進行相關研究。1997 年回到台灣任職於馬偕醫院病理科，並於 2001 年擔任主任一職；當多數病理科只是在顯微鏡下看切片時，他已與腫瘤科合作，進行癌症基因檢驗，協助病患在接受治療前先進行檢測，進而選擇合適的藥物，可謂是台灣精準醫學的先驅。

　　國泰綜合醫院於 2009 年借重曾嶔元醫師的專長，任命曾醫師為病理暨檢驗醫學部部長，引進分子醫學專業服務，並開設全台第一個分子醫學諮詢門診，直接服務各地民眾，解答 DNA 檢測疑惑，了解基因檢測如何應用在健康管理或疾病治療上，嘉惠諸多相關需求的病患。本院在曾醫師離開後仍延續數項癌症標靶治療的基因檢測服務，

未來更將有更多元的發展，顯見曾醫師在本院發展精準醫療服務上扮演重要的推手。

曾醫師長期投入分子醫學研究，迄今受邀參加 540 場國內外演講，有二百餘篇的中英文期刊發表。且自返台以來，持續不斷致力於提升國內分子醫學水準，於 2006 年創立社團法人台灣分子醫學會並擔任創會理事長，主要提供相關學術演講、教育訓練及刊物，以促進分子醫學的發展及應用，與國際接軌，同時邀請政府單位與服務提供者進行政策上的溝通，為國內精準醫學的發展貢獻良多。

曾醫師能夠將多年的行醫經驗及研究成果集結成冊，梳理為一般民眾可閱讀的科普書籍，為讀者在認識精準醫學上打開一扇窗，顯見曾醫師對於分享科學新知的熱情，以及服務廣大民眾的使命感，十分值得推崇。同時也相信這本書的出版，能夠提供廣大讀者充足的資訊與參考價值！

李發焜／財團法人國泰綜合醫院 院長

精準醫學科技與臨床結合的踐行者

如果癌症是一樁樁難解的懸案,而精準醫學是錯綜複雜的辦案工具,那麼作者曾嶔元醫師就是醫界的福爾摩斯(Sherlock Holmes)。讀這本書時,就像是在看福爾摩斯的偵探小說,章章精彩、放不下手,急著想更進一步了解精準醫學之奧妙。作者利用有趣的科學推理及大數據分析,搭配了許多實際的臨床案例,深入淺出,引人入勝。

精準醫學(Precision Medicine)是近代醫學的一項重要革命,透過個人疾病的基因檢測分析,可以讓醫療更為精準有效,也進一步更了解預防保健之道。過去十多年來,其科學依據及臨床效益已獲得多方面的確認,尤其在癌症及遺傳疾病方面,已成為醫療診斷和用藥之重要工具。

唯每個人的遺傳、環境和生活型態不盡相同,加上各種疾病在不同階段特性迴異,因此精準醫學複雜度相當高,在臨床上也存在著一定程度的不確定,不但一般民眾

難以理解，連許多醫師也心存懷疑，因而大大阻礙了精準醫學所能帶給人們的好處。

為了讓更多人真正認識精準醫學，本書以不同的案例、不同的角度說明基因檢測與疾病及治療的關係，生動地讓讀者瞭解精準醫學的各種觀點，以及各項數據背後所代表的意義。書中各章各節，在在體現了曾教授對精準醫學於科技、臨床、法規、政策等各個面向的獨到見解，不論對一般民眾、醫療機構，或是生技產業的發展，都非常重要。

曾嶔元教授是分子生物學博士，病理專科醫師，在全球知名的 Mayo Clinic 等國內外各醫學中心有多年的研究及臨床經驗，也是台灣分子醫學會的創會理事長，在推動精準醫學的路途上，我有幸與他並肩作戰、有志一同，也得以經常向他請益。

曾教授不但是精準醫學的先行者，也是精準醫學的實踐者。他不但創設臨床診所服務病患，也運用全基因檢測及精準醫學原理，追踪自己本身的健康與疾病，從而早期發現並克服罕見癌症。因此，談到精準醫學，沒有人會比他更有說服力。

《精準醫學》一書，把艱深的醫學知識化為一篇篇

有趣的醫學故事，可謂曾醫師三十餘年研究與行醫的經驗與體悟的精華。過去我們僅能藉由其一場場精彩演講而得知一二，此書的出版，集結了曾教授對於精準醫學的完整闡述，讓我們得以一窺其全貌，非常值得每位讀者細細品味。

李鍾熙／台灣精準醫療及分子檢測產業協會 理事長
台灣生物產業發展協會 理事長

PRECISION
MEDICINE

自序｜科學新知帶來的健康益處

科學的發展不僅改善了人們的生活，更快速推進人類文明的發展；然而科學未被證明或是被大眾充分了解前，往往因為「誤解」而延遲了科學帶給人們好處。就像現在小學生都知道的「地球是圓的」，從公元前 6 世紀的古希臘數學家畢達拉斯以科學的角度第一次提出地球是球體，到亞里士多德用三個科學方法來證明地球是圓的，都沒有能夠被當時社會接受；15 世紀波蘭醫學家及天文學家哥白尼，提出地球是圓的，飽受當時的教會和社會的強烈抨擊，所幸哥白尼堅持研究下去，才有 1519 年葡萄牙航海家麥哲倫透過環繞地球的航行，證明了今天人人皆知的科普知識「地球是圓的」。

這樣的歷程也展現在醫學發展上。遺傳性乳癌的基因在上個世紀末被發現後，很快地就被運用在乳癌的檢測及治療上，幫助了許多婦女遠離乳癌的威脅，因此成為這

個世紀初大家關注的話題之一。為了讓民眾了解這個顛覆傳統醫學的新知，我於 2002 年在民生報寫過兩篇文章，說明乳癌基因檢驗的用途與問題。2013 年，大明星安潔莉娜・裘莉因為乳癌基因檢驗陽性，接受預防性乳腺摘除，再度掀起此熱門話題。當時社會議論紛紛，正反意見都有，許多民眾認為裘莉根本不需要為一個「不一定」會發生的事情，切除整個乳房。然而裘莉的基因檢測報告顯示，這個「不一定」的可能性高達 87%。

從這個例子我深刻的感受到，身處在資訊爆炸年代的我們，最危險的就是無法分辨正確且專業的資訊，進而無法享受到科學發展帶來的好處。尤其是醫學方面的科學，常常因為太過艱深，就連醫師因為專業不同，有時也未必能在第一時間掌握全貌，更遑論普羅大眾。所以讓一個在國際上毫無爭議的乳癌基因檢驗醫學新知，引發眾多爭議。

或許是因為我們無法精準地看到所有醫療科學發展的價值，不僅使我們無法獲得新醫療研發帶來的重大好處，甚至和醫療科學新知的距離越來越遠。譬如說，這幾年來獲得諾貝爾獎肯定的醫學發現中，只有 2018 年的「癌症免疫」機制，經由藥廠的新藥研發，已經在臨床上廣泛使用，幫助了許多癌症患者。至於獲得 2016 年諾貝爾醫學

PRECISION MEDICINE

獎的「細胞自噬」、2017 年的「晝夜節律」、2019 年的「缺氧誘導因子」，雖然在醫學領域中都具有重大的價值，然而迄今尚未運用在臨床上來改善人們的健康。

精準醫學是近代醫學的革命，要達到個人化醫療必須克服各種複雜性。因為每個人的環境和遺傳不盡相同、疾病在不同階段也有其獨特性。應付這種複雜性的唯一方法就是根據科學知識作邏輯的思考。然而，精準醫學也面臨到和其他許多先進醫學科學同樣的挑戰：如何讓更多人真正認識和享受它所帶來的好處？

不過緣份總是可以發生的，很慶幸在過去幾年，我有機會透過超過五百場的演講，及多篇媒體的文章，跟許多專業的同事和社會大眾分享了精準醫療，預防醫學相關的科學發展與運用，也讓許多「有心人」享受到科學新知帶來的健康益處。這正是我醫師生涯最快樂的地方。

因緣際會，時報出版社趙政岷董事長邀請我出書，讓更多人了解精準醫療、預防醫學，以及科學新知在這方面可以扮演的角色。我心裡想，在專業領域我已經演講五百多場了，或許現在正是改變方向，撰寫一般大眾可以閱讀的醫學科普文章的時候了。

一向習慣撰寫醫學論文的我，在寫這本科普書籍時，

還是忍不住說明各項醫學知識的來龍去脈。雖然這樣可能會妨礙閱讀的流暢性，但是能讓讀者們更清楚的知道科學發展的脈絡。

　　科學只渡有緣人，我誠心希望能透過這本書與更多人結善緣，也讓更多人能獲得精準醫學的好處。

　　最後，我誠摯地希望把這本書獻給我的愛妻，感謝她幾十年來陪我走過漫長的醫學科學路途。

PRECISION
MEDICINE

NOTES

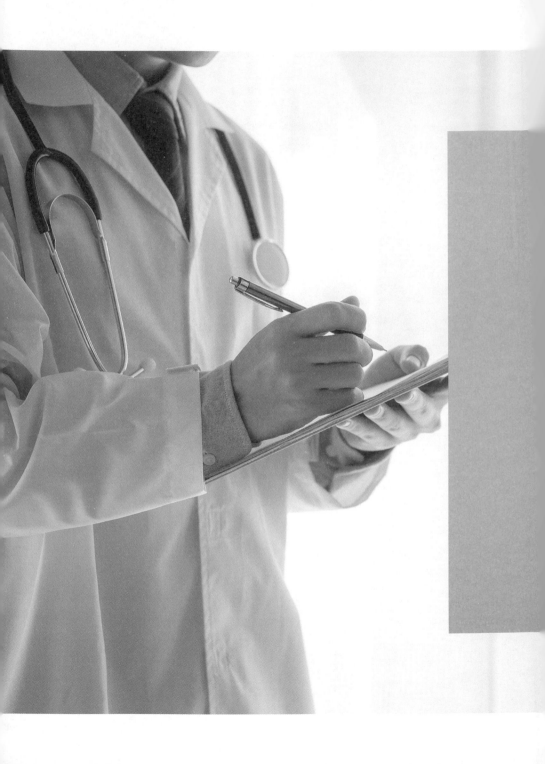

PRECISION
MEDICINE

第 **1** 章

精準醫學的現在
與未來

藝術一直以來都是神祕的，因為需要天份才能夠產生傑作。醫學一直以來也被認為是一種藝術氣息很重的科學，因為想從「望聞問切」中就可以得到解方。然而，科技像一把精密的解剖刀，赤裸裸地把藝術般的醫學分解成一片片的科學積木。只要在邏輯的操作下，積木應該可以被拼成想要的成品，除非積木本身不夠精準。在 21 世紀的科技中，醫學終於可以講究精準而不需神祕。

STEP

01 從蝗災看生命的
複雜性

　　聖經出埃及記提到：「……蝗蟲遮滿地面，甚至地都黑暗了，又喫地上一切的菜蔬，和冰雹所剩樹上的果子。埃及遍地，無論是樹木，是田間的菜蔬，連一點青的也沒有留下。」歷史不斷地重覆相同的故事，約莫三百六十年前，蝗災也在台灣肆虐，餓死台灣人民約三分之一人口。

　　蝗蟲是禽類的美食，那麼成群的蝗蟲不就是禽類的大餐嗎？為什麼成群的蝗蟲會在歷史上造成災難呢？答案很簡單：蝗蟲體內的 CYP305M2 酶是蝗災的起源。

　　平常蝗蟲落單自由行，CYP305M2 酶沒有作用，所以蝗蟲體表是綠色的，可融入周遭的環境偽裝，免得被吃掉。可是當蝗蟲成群結隊時，CYP305M2 酶就會被啓動，把蟲體內的「苯丙胺酸」轉換成「苯乙醛肟」再水解為「苯乙腈」。「苯乙腈」讓蝗蟲變成黃色且有臭味，讓禽類避

之唯恐不及。當蝗蟲受到攻擊時，「苯乙腈」甚至還可轉換成劇毒的「氰化氫」讓蝗蟲攜帶化武。於是蝗蟲成群結隊橫行無阻，造成災難。

人類也有類似的酶，名字叫做 CYP450。CYP 酶這個大家族內有很多成員，常見的包括：CYP1B1、CYP2C9、CYP2C19、CYP2R1、CYP4V2、CYP7B1、CYP11B1、CYP11B2、CYP17A1、CYP19A1、CYP21A2、CYP24A1、CYP27A1、CYP27B1 和 TBXAS1。

人類的 CYP450 也可以讓我們看到生命的複雜性，因為它是人體用來製造和代謝各類分子的機器。大約 70-80% 的藥品在人體內是由 CYP 酶所代謝的。連我們血中維他命 D 的濃度也被它控制。

人體無法製造的氨基酸共有 10 種，我們稱之為必需氨基酸。人體無法製造的脂肪酸共有 2 種，我們稱之為必需脂肪酸。**身體無法製造的荷爾蒙只有一種，那就是維他命 D**。維他命 D 在人體內扮演荷爾蒙的角色，調節約一千個基因的表現。維他命 D 和鈣、鎂、磷、鋅的吸收有關。嚴重的維他命 D 缺乏會造成骨骼的衰弱，這個情況在兒童謂之佝僂病；在成人則謂之骨軟化症。近年來發現維他命 D 和心血管疾病、高血壓、憂鬱症、免疫力低下、兒童的

氣喘有關。更有研究指出維他命 D 可預防癌症。

維他命 D 有五種，其中對人體較為重要的兩種維他命 D 是 D2 和 D3。維他命 D2 是由植物天然製造的。維他命 D3 是經由陽光的紫外線照射後由皮膚製造的。可是不管是吃進去的還是陽光曬出來的維他命 D，都是沒有活性的。也就是沒有功能的維他命 D。所以醫學上把維他命 D 歸類為荷爾蒙的前身，稱之為激素原（prohormone）。

維他命 D2 和 D3 必須經由下述的兩個活化步驟，才具有作用。維他命 D 首先在肝臟被 CYP2R1 酶轉換成 25- 羥維他命 D。CYP2R1 的轉換率並非每個人都是一樣的，專家學者們把這現象稱之為「多型性」。亦即，雖然大家吃相同劑量的維他命 D，可是不見得大家都可產生一樣多的 25- 羥維他命 D。

25- 羥維他命 D 還是沒有活性的，不過很穩定，在血液中的半衰期長達 2-3 星期。它必須經血液循環到腎臟，由另一種酶 CYP27B1 轉變為 1,25 二羥維他命，才會有活性。除了腎臟外，體內還有多處組織細胞含有 CYP27B1 酶，所以也能製造有活性的維他命 D。其中最被醫界重視的細胞就是免疫系統中的巨噬細胞，維他命 D 可增強巨噬細胞的先天免疫來對抗結核病。現在回想一下小說和電影

裡面演到的情節，中古世紀歐洲治療肺結核病人不就是在庭院裡曬太陽嗎？想想古人這麼做還蠻有道理的，雖然當初他們並沒有科學根據。這就是一個例子說明，當年奧妙的醫學藝術，現在已經被拆解成一片片的科學積木。

有道是「沒有最複雜，只有更複雜」。CYP27B1 也有多型性現象。所以，每個人產生 1,25 二羥維他命（有活性的維他命 D）的速率不盡相同。此外，活化的維他命 D 半衰期很短，可被腎臟裡的 CYP24A1 酶代謝掉。

從以上的說明我們可以了解，維他命 D 要經過人體代謝後才有活性，而這個過程牽涉到三個 CYP 酶：CYP2R1、CYP27B1 和 CYP24A1。這三個酶都有多型性現象，有些人的 CYP 酶功能較強，有些人的 CYP 酶功能較弱。所以，即便是吃同樣劑量的維他命 D（荷爾蒙的前身），每人所產生有效的成分（荷爾蒙）也不盡相同。沒想到，光是一個荷爾蒙的製造，生命竟然複雜到這種地步！

02 到底是服藥治療還是在吃安慰劑？

　　前面提到大約 70-80% 的藥品在人體內是由 CYP 酶所代謝的。其中有些藥被 CYP 酶代謝掉而失去活性，而有些藥物則被 CYP 酶代謝而出現活性。也就是說，後者這些沒有活性的藥品是藥廠製造的「前驅藥物（prodrug）」，必須經過人體代謝以後才變成藥物。這種情況就如同是維他命 D 一樣，必須經過人體代謝以後才會出現有效成分。那麼想想看，如果吃進去的藥沒有辦法變成有效成分，那會怎樣？這裡我們先來看一個例子。

　　「什麼？吃了 4 年多的荷爾蒙抑制劑，乳癌怎麼可能還會復發？那藥……，我不是白吃了嗎？」不知是詫異還是驚慌，小玲（化名）心頭亂糟糟的。想起 5 年前被診斷出為早期乳癌時，醫師告訴她：「乳癌手術後是否可用荷爾蒙輔助療法，需看乳癌細胞是否會表現荷爾蒙受體。因

為大約 70% 的乳癌是荷爾蒙受體陽性，所以可用荷爾蒙藥物的機會很大。」 回診時醫師告訴小玲：「沒錯。妳的確可以用荷爾蒙受體阻斷劑（例如泰莫西芬）或雌激素生成抑制劑（例如復乳納膜衣錠），不過我們還得確定妳是否不需使用化療。因為檢驗費用不便宜，妳要自己決定。」

數週後，小玲把收到的檢驗報告交給醫師。「恭喜妳，真是不幸中的大幸，檢驗指出妳不用化療。所以妳只用泰莫西芬就夠了。」醫師笑著說。小玲當時也覺得，年終獎金花得很值得。

沒想到，還不到五年，乳癌竟然復發。「這到底是怎麼一回事？我都有按照指示服用泰莫西芬啊？」小玲腦子裡一片空白。原來，泰莫西芬是活性極低的前驅藥物，它必須在病人體內轉換成有活性的成份「內西芬」才能產生療效。泰莫西芬轉換成有活性的內西芬需要 CYP2D6，而 CYP2D6 也有多型性。

由於每一種 CYP2D6 變異型有不同的轉換率，所以即便吃同劑量的泰莫西芬，不同病人也有可能得到不同產量的「內西芬」。也就是這個原因，讓許多乳癌患者的荷爾蒙療法出現「有效成份不足」甚至等同於吃「安慰劑」的情況，怪不得有些病人會治療失敗。

不宜使用泰莫西芬的病人，應更換其它的荷爾蒙藥品，以免白吃了 5 年的安慰劑。不過要知道是否適合使用泰莫西芬，還是需要做 CYP2D6 基因檢測才會知道答案。目前臨床上大概有 130 種的藥品（圖 1）需要做基因檢測才會知道答案。

病人經常在同一時間服用兩種以上的藥品，如果這兩種藥都是同一個 CYP 酶代謝的，而且還屬於代謝不良的話，那麼這兩個藥還會互相競爭同一種酶，而使得代謝更差。在這種情況下，可想而知這位病人是同時吃兩個安慰劑了。我們來看一個常見的例子如下。

有心血管疾病風險的人，通常需要預防性服用降血脂藥物、降血壓和抗凝血藥物。常見的抗凝血藥物有阿斯匹靈和保栓通（Playix; Clopidogrel）。阿斯匹靈的最大副作用是造成胃腸的潰瘍和出血，因此許多人都選擇保栓通作為治療藥物。

保栓通是一種抗血小板凝集的藥物，可阻止血栓的形成，避免心臟病發作或是中風。口服的保栓通由腸道吸收，85% 吸收的保栓通會被代謝成無活性的代謝物；剩下的 15% 會經由血流送到肝臟。肝臟內的 CYP2C19 把保栓通轉換成具有活性的產物。此活性產物會抑制位於血小板

藥物基因體學檢驗

藥物學名	適應症	相關基因	您的基因型基因
Amitriptyline	憂鬱症，情緒不穩，睡眠障礙	CYP2D6	
Amoxapine	台灣未上市	CYP2D6	
Amphetamine	禁藥	CYP2D6	
Arformoterol	慢性阻塞性肺疾病	CYP2D6	
Aripiprazole	思覺失調症，雙極性疾患，重鬱症，妥瑞氏症	CYP2D6	
Aripiprazole & Lauroxil	台灣未上市	CYP2D6	
Atomoxetine	注意力缺損，過動症	CYP2D6	
Avatrombopag	血小板減少症	F5	
Azathioprine	腎臟移植，風濕性關節炎，紅斑狼瘡，白血病	NUDT15	
Azathioprine	急性白血病，慢性骨髓性白血病	TPMT	
Boceprevir	慢性 C 型肝炎	IFNL3	
Brexpiprazole	思覺失調症	CYP2D6	
Brivaracetam	癲癇	CYP2C19	
Capecitabine	乳癌，結腸直腸癌，胃癌	DPYD	
Cariprazine	精神分裂症	CYP2D6	
Carisoprodol	止痛，肌肉鬆弛劑	CYP2C19	
Carvedilol	高血壓，鬱血性心臟衰竭	CYP2D6	
Celecoxib	骨關節炎，風濕性關節炎，僵直性脊椎炎	CYP2C9	
Cevimeline	乾燥症候群	CYP2D6	
Cisplatin	癌症化療	TPMT	
Citalopram	憂鬱症，恐慌症	CYP2C19	
Citalopram	憂鬱症，恐慌症	CYP2D6	
Clobazam	焦慮，癲癇	CYP2C19	

PRECISION MEDICINE

藥物學名	適應症	相關基因	您的 基因型基因
Clomipramine	憂鬱症	CYP2D6	
Clopidogrel	中風，心肌梗塞，周邊 動脈血管疾病	CYP2C19	
Clozapine	精神分裂症，	CYP2D6	
Codeine	鎮咳、鎮痛	CYP2D6	
Daclatasvir	慢性 C 型肝炎	IFNL3	
Darifenacin	膀胱過動症	CYP2D6	
Dasabuvir, Ombitasvir, Paritaprevir, and Ritonavir	慢性 C 型肝炎	IFNL3	
Desipramine	憂鬱症	CYP2D6	
Desvenlafaxine	台灣未上市	CYP2D6	
Deutetrabenazine	遲發性運動障礙	CYP2D6	
Dexlansoprazole	糜爛性食道炎	CYP2C19	
Dextromethorphan & Quinidine	台灣未上市	CYP2D6	
Diazepam	焦慮	CYP2C19	
Donepezil	阿滋海默症	CYP2D6	
Doxepin	憂鬱症，焦慮症，睡眠 障礙，搔癢症	CYP2C19	
Doxepin	憂鬱症，焦慮症，睡眠 障礙，搔癢症	CYP2D6	
Dronabinol	癌症化療止吐，刺激食 慾	CYP2C9	
Drospirenone & Ethinyl Estradiol	避孕	CYP2C19	
Duloxetine	憂鬱症，糖尿病週邊神 經痛	CYP2D6	
Elagolix	子宮內膜異位症	SLCO1B1	
Elbasvir and Grazoprevir	慢性 C 型肝炎	IFNL3	

藥物學名	適應症	相關基因	您的 基因型基因
Eliglustat	高雪氏症（罕見病）	CYP2D6	
Eltrombopag	血小板減少症	F5	
Escitalopram	憂鬱症，恐慌症，焦慮症，強迫症	CYP2C19	
Escitalopram	憂鬱症，恐慌症，焦慮症，強迫症	CYP2D6	
Esomeprazole	胃食道逆流，十二指腸潰瘍，	CYP2C19	
Fesoterodine	膀胱過動症	CYP2D6	
Flibanserin	提升女性性慾	CYP2C19	
Flibanserin	提升女性性慾	CYP2C9	
Flibanserin	提升女性性慾	CYP2D6	
Fluorouracil	癌症化療	DPYD	
Fluoxetine	重度憂鬱症，暴食症，強迫症。	CYP2D6	
Flurbiprofen	慢性關節炎，變形關節炎，腰症，齒髓炎	CYP2C9	
Fluvoxamine	重度憂鬱症，強迫症	CYP2D6	
Formoterol	氣喘，慢性阻塞性肺部疾病	CYP2C19	
Formoterol	氣喘，慢性阻塞性肺部疾病	CYP2D6	
Galantamine	阿茲海默症	CYP2D6	
Gefitinib	EGFR-TK 突變之非小細胞肺癌，肺腺癌	CYP2D6	
Iloperidone	台灣未上市	CYP2D6	
Imipramine	憂鬱症	CYP2D6	
Lacosamide	癲癇	CYP2C19	
Lansoprazole	胃潰瘍，十二指腸潰瘍，胃食道逆流	CYP2C19	
Ledipasvir and Sofosbuvir	慢性 C 型肝炎	IFNL3	

精準醫學：早期預防癌症，破解基因迷思對症下藥

PRECISION MEDICINE

藥物學名	適應症	相關基因	您的 基因型基因
Lesinurad	痛風	CYP2C9	
Lofexidine	毒品戒斷	CYP2D6	
Lusutrombopag	血小板減少症	F5	
Meclizine	暈車，暈船，暈機	CYP2D6	
Mercaptopurine	急性白血病，慢性骨髓性白血病	NUDT15	
Mercaptopurine	急性白血病，慢性骨髓性白血病	TPMT	
Metoclopramide	嘔吐，胃食道逆流，糖尿病引起之胃腸異常	CYP2D6	
Metoprolol	高血壓，心絞痛，心衰竭，心肌梗塞，心律不整	CYP2D6	
Mirabegron	膀胱過動症	CYP2D6	
Modafinil	猝睡症	CYP2D6	
Nebivolol	高血壓	CYP2D6	
Nefazodone	憂鬱症	CYP2D6	
Nortriptyline	憂鬱症	CYP2D6	
Ombitasvir, Paritaprevir, and Ritonavir	慢性 C 型肝炎	IFNL3	
Omeprazole	胃潰瘍，十二指腸潰瘍，胃食道逆流	CYP2C19	
Undansetron	癌症化療止吐	CYP2D6	
Ospemifene	女性停經後骨質疏鬆	CYP2C9	
Palonosetron	癌症化療止吐	CYP2D6	
Pantoprazole	胃潰瘍，十二指腸潰瘍，胃食道逆流	CYP2C19	
Paroxetine	憂鬱症，恐慌症，焦慮症，強迫症	CYP2D6	
Peginterferon Alfa-2b	慢性 C 型肝炎	IFNL3	
Perphenazine	鎮靜	CYP2D6	
Phenytoin	癲癇	CYP2C19	

藥物學名	適應症	相關基因	您的 基因型基因
Phenytoin	癲癇	CYP2C9	
Pimozide	精神病狀態	CYP2D6	
Piroxicam	骨關節炎，急性肌肉骨骼損傷，急性痛風	CYP2C9	
Prasugrel	急性冠心症，心肌梗塞	CYP2C19	
Prasugrel	急性冠狀動脈症候群	CYP2C9	
Prasugrel	急性冠心症，心肌梗塞	CYP3A5	
Propafenone	心律不整	CYP2D6	
Propranolol	心絞痛，心律不整	CYP2D6	
Protriptyline	憂鬱症	CYP2D6	
Quinidine	心律不整	CYP2D6	
Quinine Sulfate	瘧疾、解熱	CYP2D6	
Rabeprazole	胃潰瘍，十二指腸潰瘍，胃食道逆流	CYP2C19	
Risperidone	精神分裂症，雙極性疾患，失智症	CYP2D6	
Rivaroxaban	靜脈血栓，中風，全身性栓塞	F5	
Rosuvastatin	高膽固醇血症，高三酸甘油脂血症	SLCO1B1	
Rucaparib	BRAC 突變卵巢癌	CYP1A2	
Rucaparib	BRAC 突變卵巢癌	CYP2D6	
Simeprevir	慢性 C 型肝炎	IFNL3	
Sofosbuvir	慢性 C 型肝炎	IFNL3	
Sofosbuvir, Velpatasvir	慢性 C 型肝炎	IFNL3	
Sofosbuvir, Velpatasvir, and Voxilaprevir	慢性 C 型肝炎	IFNL3	
Tamoxifen	乳癌	CYP2D6	
Tamoxifen	乳癌	F5	
Tamsulosin	前列腺肥大症，排尿障礙	CYP2D6	

精準醫學：早期預防癌症，破解基因迷思對症下藥

藥物學名	適應症	相關基因	您的 基因型基因
Telaprevir	慢性 C 型肝炎	IFNL3	
Tetrabenazine	亨汀頓舞蹈症	CYP2D6	
Thioguanine	白血病	TPMT	
Thioguanine	白血病	NUDT15	
Thioridazine	躁病，精神病狀態，攻擊性與破壞性之行為	CYP2D6	
Ticagrelor	急性冠心症，心肌梗塞	CYP2C19	
Tolterodine	膀胱過動症	CYP2D6	
Tramadol	急慢性疼痛	CYP2D6	
Trimipramine	憂鬱症	CYP2D6	
Umeclidinium	氣喘，慢性阻塞性肺部疾病	CYP2D6	
Valbenazine	遲發性運動障礙	CYP2D6	
Venlafaxine	憂鬱症，恐慌症，焦慮症	CYP2D6	
Voriconazole	細菌，黴菌感染	CYP2C19	
Vortioxetine	憂鬱症	CYP2D6	
Warfarin	靜脈栓塞，肺栓塞，血栓性栓塞	CYP2C9	
Warfarin	靜脈栓塞，肺栓塞，血栓性栓塞	VKORC1	

圖 1　藥物基因體學檢驗。目前臨床上大概有 130 種的藥品可做基因檢測以作用藥前評估。

表面之接受器，而抑制血栓的形成。CYP2C19 代謝功能不佳者，保栓通之抗血小板凝集的功能亦會變差。所以美國食品藥物管理局發出特別警告（如圖 2），指出服用保栓通必須檢驗 CYP2C19 基因型。若同時具有野生型和突變型的情況，則其 CYP2C19 的代謝功能介於兩者中間，亦即屬於保栓通代謝不良者。

目前很多人因為胃酸逆流而服用質子幫浦阻斷劑。由於質子幫浦阻斷劑也是由 CYP2C19 代謝，所以 CYP2C19 代謝功能不佳者，如果同時服用保栓通和質子幫浦阻斷劑的話，保栓通的活性代謝產物就會更低了。針對藥物所做的藥物基因檢測日漸普遍，臨床醫師應考慮，使用保栓通之病患應檢測其 CYP2C19 之基因型，以免用藥無效。

一體適用的簡略用藥方式，加以精準地分類後就可以達到個人化的醫療，這才是醫學科技進步的目的。同樣地，一體適用的簡略診斷方式，也必須加以精準地分類後才可以達到個人化的醫療。

PLAVIX® (clopidogrel bisulfate) tablets, for oral use
Initial U.S. Approval: 1997

> **WARNING: DIMINISHED ANTIPLATELET EFFECT IN PATIENTS WITH TWO LOSS-OF-FUNCTION ALLELES OF THE CYP2C19 GENE**
>
> See full prescribing information for complete boxed warning.
> - Effectiveness of Plavix depends on conversion to an active metabolite by the cytochrome P450 (CYP) system, principally CYP2C19. (5.1, 12.3)
> - Tests are available to identify patints who are CYP2C19 poor metabolizers. (12.5)
> - Consider use of another platelet P2Y12 inhibitor in patients identified as CYP2C19 poor metabolizers. (5.1)

- - - - - - - - - INDICATIONS AND USAGE · - - - - - - - - -

圖2　美國食品藥物管理局警告,服用保栓通則必須檢驗 CYP2C19 基因型。CYP2C19*1 是野生型的基因型,此基因型具有良好的「保栓通」代謝功能;倘若是 CYP2C19*2 (rs4244285)、 CYP2C19*3 (rs4986893)、CYP2C19*4 (rs28366504)、CYP2C19*5 (rs56337013)、 CYP2C19*6 (rs72552267)、CYP2C19*7 (rs72558186)、CYP2C19*8 (rs41291556)、CYP2C19*17 (rs12248560) 的基因型,那麼對「保栓通」的代謝就會不良。

03 肥胖真的是病嗎？

　　根據世界衛生組織十五年前的估計，全世界有 16 億人體重過重，其中 4 億人已達肥胖程度。台灣 2005 至 2008 年間的統計也指出，男性有六成左右到了肥胖程度。美國從 2013 年到 2016 年統計指出，成年人有 38.9% 為肥胖的， 7.6% 則到了嚴重肥胖的程度。

　　同一時期，美國兒童和青少年有 17.8% 是肥胖的， 5.8% 則為嚴重肥胖的。諷刺的是，社會愈進步富裕，胖子就愈多。譬如，美國在 2003 到 2004 年有 31% 的男性及 33% 的女性為肥胖，比 1999 到 2000 年的 30.5% 略高一些，但比 1976 到 1980 年的 14.5% 多出一倍以上。2011 年的研究報告指出，男性身體質量指數（BMI）每十年增加 0.4 kg/m^2，女性則每十年增加 0.5 kg/m^2。

　　由上可知各國對其民眾的肥胖情況都有定期的流行

病學調查，這麼做是因為肥胖被認為有礙健康，甚至於是一種疾病。一個最明顯的例子就是，2020 年 5 月 19 日有一篇刊登在《刺絡針》的論文，研究者分析在紐約住院的 1,150 位新冠肺炎病人，發現其中有 22% 為嚴重的病人，而嚴重的患者中有 46% 為肥胖（BMI ≧ 30）的人，其中 71% 的肥胖者年紀小於 50 歲。我們不知道肥胖是否會增加新冠肺炎的嚴重程度，但是有很多專家學者認為肥胖和心血管疾病、糖尿病有密切的關係。

就心血管疾病而言，有專家學者認為體脂肪的增加會使心房擴大、心室擴大，以及動脈粥狀硬化，因而直接造成心臟病。此外，肥胖也可能引起睡眠呼吸中止、血管栓塞疾病，以及代謝疾病而間接造成心臟病。有一篇 2018 年的美國研究論文指出，研究觀察 67,278 人後發現，肥胖的人有比較高的比例罹患高血壓（29.5% 比 14.6%）。追蹤八年後還發現，肥胖者有較高的比例出現新診斷的心房顫動。另外還有一篇 2018 年芬蘭對 2,631 位兒童的研究報告指出，如果肥胖的兒童能夠把 BMI 降到正常值的話，那麼他們將來罹患血脂異常和高血壓的機率跟從未肥胖的兒童是一樣的。

就糖尿病而言，有許多的研究指出肥胖和糖尿病關係密切：

- 有統計指出，85% 的糖尿病患者體重過重，55% 則己符合肥胖的條件。
- 還有統計指出，有 15% 的胖子得到糖尿病，而正常體重的人只有 2% 得到糖尿病。
- 《新英格蘭醫學雜誌》 2018 年刊登一篇丹麥的研究報告，從 62,565 位 7-26 歲的被研究者中發現，BMI 超過正常者將來有較高的風險得到第二型糖尿病。
- 另外有一篇 2018 年的美國研究，比較 67,278 人中肥胖者與非肥胖者罹患糖尿病的機率，結果發現肥胖的人比較容易罹患糖尿病（12.7% 比 5.2%）。

還有研究指出體重越重，得到糖尿病的機會就越高：

- 上個世紀末美國的統計分析指出：女性之 BMI 若達到 30 kg/m^2，那麼罹患糖尿病的風險是正常體重者的 28 倍。如果 BMI 高達 35 kg/m^2，那麼罹患糖尿病的風險甚至高達 93 倍。
- 另一項研究則指出 BMI 每增加一個單位（亦即 2.7-3.6 公斤），得到糖尿病的風險就增加 12%。
- 還有一項發現，過重的人在 10 年中若每年增重 1 公斤，那麼在往後 10 年中得到糖尿病的風險，和體重保持穩定人比起來會增加 49%。

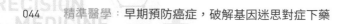

- Bonora 等人將年齡及性別調整後計算發現，體重過重者得到第二型糖尿病的風險為 BMI 正常者的 3 倍；胖子的得病風險則增加到 10 倍；而 BMI > 35 的胖子得病之風險更增加到 20 倍。也就是說，BMI > 35 的人得到第二型糖尿病的風險為 70%。

各種統計資料如排山倒海般地指出，肥胖和疾病的關係。但是統計分析只能夠顯示兩者的相關性而已，並不能說有「肥胖造成心血管疾病和糖尿病」的因果關係。不過大部分的人並沒有這種邏輯觀念，經常把相關性跟因果關係混為一談。因此，肥胖被千夫所指而惡名昭彰。我們來看看下面真實的例子，就可以知道這兩者沒有因果關係。

厄瓜多爾是一個人口 1,700 萬的南美洲國家。人口以印歐混血和印地安人為主。1987 年一位厄瓜多爾的醫師 Guevara-Aguirre 於一個小村莊發現一群身材矮小但比例正常的西班牙後裔。他們身高不足 4 英呎，而被戲稱為厄瓜多爾小人（little people of Ecuador）。這些厄瓜多爾小人的生長荷爾蒙受體基因異於常人，所以生長激素無法刺激肝臟分泌「類胰島素生長因子（insulin like growth factor, IGF-1）」。由於 IGF-1 的功能是促進細胞生長，所以這些

人自然就長不高了。

早在 1958 年以色列科學家 Zvi Laron 就注意到這種侏儒，並於 1966 年首次發表研究論文指出這些人的血液中有很高量的生長荷爾蒙。現在醫學上把這種侏儒症稱為萊倫氏症候群（Laron syndrome）。目前全世界大約有 350 位這樣的侏儒。令人感興趣的是，萊倫氏症候群的人中約有 20% 是胖子，但是幾乎都沒有人罹患癌症，也完全沒有人得糖尿病。相反地，一般的厄瓜多爾人（對照組）約有 12% 是胖子，但卻有 22% 罹患癌症，5% 罹患糖尿病。

從萊倫氏症候群胖子的健康情況來看，肥胖本身不是問題。看來肥胖並非只有一種，有的肥胖是病態的，而有的胖是健康的。顯然目前對於肥胖的定義或分類有錯誤，而造成混淆。

目前對肥胖的定義和分類是根據 19 世紀中葉比利時的科學家所發明的身體質量指數（BMI）。計算方法是「體重」除以「身高的平方根」，所以單位是 kg/m^2。不過我們常把單位省掉不提。目前認為，不論男女只要 BMI ≧ 25 就叫作「過重」，選這個數字是因為各種新陳代謝和心血管的問題以及癌症，於 BMI 超過 25 時開始增加。當 BMI ≧ 30 的時候，謂之「肥胖」，因為這些人有較高

的死亡率。BMI ≧ 30 但 < 35 的胖子，謂之一級肥胖；BMI ≧ 35 但 < 40 者，謂之二級肥胖；至於 BMI ≧ 40 的胖子，則稱為三級肥胖或重度肥胖。

近年的研究發現，以 BMI 當評估標準，大約有 30% 的胖子在代謝上是健康的，也就是說他們是代謝上健康的胖子（metabolically healthy obese，MHO）。相反地，BMI 為 20–25 者約 12-14% 有代謝症候群。這些人外表看起來瘦但是內在是肥胖的，他們被稱為 TOFI，是英文 Thin-Outside-Fat-Inside 的縮寫。顯然，以 BMI 來定義的話，肥胖不見得是病啊！

MHO 和 TOFI 這兩者的區分就是內臟脂肪（visceral fat）。內臟脂肪的準確測量需要靠電腦斷層掃描或者是磁振造影才能獲得正確的結果。由於腹部脂肪（abdominal adiposity）可以反映內臟脂肪總量，因此可用「腰臀比」或「腰圍」來粗略估計內臟脂肪。就腰臀比而言，男性大於 1.0，女性大於 0.9 就算是肥胖。腰圍應在骼骨嵴（iliac crest）上的水平位置度量才正確。就華人之腰圍而言，男性大於 90 公分，女性超過 80 公分就算是肥胖。歐洲男性大於 94 公分才算是肥胖，女性則還是一樣，超過 80 公分就是肥胖。

這種更精準的肥胖分類，應該會比 BMI 更能夠反映健康情況。2018 年丹麥的研究人員的確對此議題做了一個比較。他們分析了 10,976 人的數據。研究者以最大攝氧量（VO2max）反映體適能；以腰圍反映腹部內臟脂肪；以 C- 反應蛋白反映低度發炎。結果發現腰圍與發炎有正相關；體適能和腰圍成反比，而與 BMI 沒有關係。由於 BMI 的測量是根據全身體重，而不管體重是來自什麼部位的肥油，因此 BMI 無法分辨誰是有腹部脂肪，而誰是有周邊脂肪；此外，BMI 也無法區別「過重」者和「肌肉發達」者。顯然 BMI 並不是反映健康的良好指標。

　　腹內的脂肪細胞比身上其他部位的脂肪細胞更易分解。腹內脂肪分解代謝後，游離脂肪酸會被運送到肝門循環，而產生不良的作用，尤其對肝臟的傷害更是明顯。此外，腹部的脂肪細胞會分泌發炎前驅物質，這會使身體的細胞減少對胰島素的敏感性。所以，內臟脂肪（而非全身的脂肪）可引起全身性慢性發炎，以及增加代謝性疾病的風險。如此就不難理解，為什麼 80% 的第二型糖尿病病人為內臟型肥胖。

　　除了上述的解釋之外，還有另外一種看法：或許肥胖和疾病之間有相關性，但沒有因果關係。換句話說，造成心血管疾病、糖尿病等疾病的原因，也同時導致肥胖的發

生。因為這些疾病與肥胖有共同的原因，所以彼此之間互相關聯。從統計學上看的話，必然會發現它們有相關性。如果肥胖本身不是問題，那麼我們從減肥的過程中得到的健康好處，其實只是因為矯正了肥胖背後的原因所致。換句話說，**肥胖只是文明病的一種表徵而已，消滅表徵並不能解決根本問題**。

以前認為脂肪細胞只有屯積脂肪的倉儲功能而已。現在則認為，脂肪細胞其實在功能上等同於內分泌器官，因為它會根據代謝狀況而釋出荷爾蒙。由脂肪細胞分泌的產物泛稱為脂肪激素。包括：(1) 促高血糖脂肪激素，如抗素（resistin）和視黃醇結合蛋白 4（retinol binding protein 4；RBP4）；以及 (2) 抗高血糖脂肪激素，如瘦素 （leptin）和脂聯素（adiponectin）。既然脂肪細胞有重要的生理功能，我們就應該精確地分類肥胖，才能找出幕後的病因。

STEP

04 癲癇 19 年
答案終於揭曉

19 年來，一位漂亮的媽媽非常辛苦地撫養他的兒子長大。說她辛苦一點也不為過，因為她的兒子從小就罹患癲癇。每逢癲癇發作都是一場煎熬，幸好她碰到了一位極有愛心的小兒科醫師來幫她兒子控制病情。

19 年前就是剛剛進入這個世紀的開始。那個時候人類基因解碼還正在如火如荼的進行中。醫界大家都期盼著將來有一天基因解碼成功後，我們能夠解開很多臨床上無解的難題。

日子一天一天的過去，人類基因解碼帶來的資訊的確拓寬了醫師的視野。但是人類基因解碼是科技上的壯舉，並無法落實在單一的個案上。也因此，這位年輕的媽媽 19 年來定期地帶兒子到醫學中心看門診，謎團始終還是懸在那裡：孩子的父母都沒有癲癇的病史，孩子的先天性癲癇

從何而來？俗語說久病無孝子，但何嘗不是久病無慈父呢？於是夫妻終於離異，媽媽背負著不良基因的污名獨自撫養兒子。

日子還是一天一天的過去。孩子逐漸長大，這位單親媽媽的事業也略有所成。到了今日，科技也終於進步到能夠將基因解碼從科研落實到個人身上了。有一天，這位偉大的媽媽因緣際會碰到一位熱衷於精準醫學的醫師，疑惑地問著說：「我兒子的癲癇是基因的問題嗎？是我傳給他的嗎？」只有在愛兒心切和自責的情況下，美麗的臉孔才會出現深鎖的眉頭。

醫師回答說：「醫學史上有一個很有名的例子，某些PROS（PIK3CA 基因相關之過度生長症候群）的病人出生後就有一小撮的腦細胞帶有特別的基因突變。這撮腦細胞對血糖非常敏感，只要血糖一高，腦細胞就會興奮，那麼癲癇就會發作。治療的方式就是把這撮異常的腦細胞定位後，手術取出病灶就可治癒。不然也可改用生酮飲食，讓血中的血糖保持低而平穩的濃度。不去刺激腦細胞，癲癇就不會發作。當然 PROS 只是癲癇病因之一，能夠造成癲癇的突變基因可多了！」

醫師喝口茶，停頓一下，讓這位媽媽重整思緒後，接

著說：「在沒有線索的情況下，我們只能大海撈針了。把細胞內所有的基因，2.2 萬個基因全部解碼，答案就會出來了……」還沒聽完醫師說的話，迷惑的臉孔突然露出燦爛的笑容。就這麼決定，把小孩子帶來診所抽血。

美國在 20 世紀推動了人類科學史上的三大工程：曼哈頓計畫、阿波羅計畫和人類基因體計畫。為了要探索生命的奧祕，就必須解開人類所有 DNA 密碼。**人類基因體計畫可以提供人類所有基因的 DNA 序列，來解開生命的起源和演化、細胞發育和分化，以及疾病的發生和治療等問題。**人類基因體計畫於 1990 年正式地啟動，估計耗資 30 億美元。在各國的合作下，人類基因解碼終於在這個世紀初完成了定序草圖。全部 DNA 序列公開在美國國家生物資訊中心的基因資料庫裡，讓全世界的人都可以查詢，當然也包括這位打算解開癲癇病因的台灣醫師。

人類基因體計畫使用桑格 DNA 定序法，耗了 10 年以上才完成。幸好科技進步很快，現在使用第二代的 DNA 定序法，速度快了一百倍以上。所以很快地，醫師從這位 19 歲病人的 2.2 萬個基因中找到了突變的基因。這位單親媽媽得知答案後，接著半憂半喜地問說：「我兒子的癲癇基因是我傳給他的嗎？」於是這位醫師就取得媽媽的血液，針對這個突變基因分析。一個星期後把答案告訴了這

位眉開眼笑的美麗媽媽。

　　從上面的故事我們可以看到全基因解碼的厲害。不過科技的發展絕對不會是單線進行的，被解碼的還有 RNA、蛋白質體、代謝體、菌叢等等。近年來的科學與技術進展神速，顛覆了很多既有的醫學觀念。未來的醫學將不再只是非消極地應付疾病，而是積極地預防疾病、增加健康，甚至還可期待返老還童、延年益壽！

返老還童不是夢

　　中古世紀歐洲醫師的膽大妄為真是令現代的我們瞠目結舌。1667 年冬天，法國有一伯爵 Montmor，他發現一位名叫 Antoine Mauroy 的瘋子，而將他帶走交給法王路易十四的御醫 Jean-Baptiste Denis 治療。這位醫師異想天開地認為，溫馴小牛的血可讓瘋子狂熱的血平靜下來。因此 Denis 於 12 月 29 日將 Mauroy 的手臂靜脈接到小牛腿上動脈數分鐘，讓大約一杯份量的小牛血流到 Mauroy 體內。事後 Mauroy 小睡片刻，醒後精神安定。

　　兩天後，膽大妄為的 Denis 再度進行此療法。令人吃驚地是，Mauroy 經歷幾天的發燒和血尿後，竟然好一陣子都不再瘋狂了。不過，這類行徑終究因為出現死亡事件而被禁止。血液中神奇的力量從此不再被允許探知。

　　差不多二百年後，法國的 Bert 於 1864 年的論文中描述，他將一隻動物的皮瓣縫到另一隻動物身上後，發現

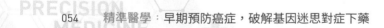

會長出血管聯通兩動物的血液。於是，血液由一生物個體流到另一生物個體的概念又重新復活了。Auerbruch 和 Heyde 兩人首創「聯體（parabiosis）」這個名詞來描述這種生物實驗。亦即，將兩隻動物以外科方法把血管連接一起，使兩生物體共用一個循環系統。二十世紀初，Alex Carrel 發明了新方法把兩隻動物的血管接在一起，而得到了諾貝爾獎。

二十世紀中，科學家們發現以「聯體」的方法可逆轉放射線照射的致命性，也可使罹患肌肉失養症的老鼠延長壽命。這些研究發現促使其他學者思考，老化所致的功能異常是否也可透過此系統，而由年輕健康動物的血液所逆轉。甚至在 1972 年，有研究者證實以「聯體」的方法可延長年老動物的壽命。進入二十一世紀後，科學家開始以「聯體」的方法研究，為什麼年老動物的幹細胞其機能不如年輕動物的幹細胞。結果發現年老動物的幹細胞可被年輕動物的血液所喚醒。2005 年即有科學家研究發現，年輕老鼠的血液也可增強年老老鼠肝臟的再生能力。

哈佛幹細胞研究所的研究人員發現，血液中有某種因子存在，它可使老年動物（老鼠）衰竭的心臟變成像年輕動物般的心臟，也可改善老年動物的大腦及肌肉的功能。哈佛大學的科學家於 2013 年報告，將年老和年輕老鼠的

血管以外科方法連接一起，讓兩鼠共用一套循環系統，四個星期後，即可使年老之鼠的心臟回復青春。他們進一步發現，其實注射該因子也能達到相同目的。哈佛大學的研究團隊接著於 2014 年 5 月報告，注射該因子可使一隻相當人類 70 歲的老鼠增強其肌肉耐力。他們也於 2014 年 5 月指出，年輕的老鼠會躲避薄荷的氣味，但年老之鼠則不會躲開。但是讓年老和年輕的老鼠共用一套循環系統，可改善老年鼠輩的嗅覺，變得像年輕的老鼠一般敏銳。

他們進一步發現，注射該因子也可得到相同效果。注射後不只可增加神經幹細胞數目，也可增加大腦血管的發展。科學家對此神奇的因子充滿著興趣，測量後發現年輕老鼠血中的該因子濃度比年老老鼠高。這可解釋為什麼讓年老和年輕老鼠共用一套循環系統，可改善年老老鼠之心臟、肌肉和嗅覺神經。

2019 年法國巴斯德研究所的科學家發現，注射該神奇的因子可使脂肪細胞分泌脂聯素（adiponectin）。在正常生理情況下，脂聯素是由脂肪組織和胎盤所分泌的。它是一種荷爾蒙，涉及血糖的調節以及脂肪酸的氧化。脂聯素和瘦素一起作用可逆轉胰島素抗性。此外，脂聯素也能促進神經突觸和記憶的功能。血中脂聯素過低的人其認知能力也較低的。限制飲食之卡路里可增加血中脂聯素的濃

度。這可能是因為限制卡路里使骨髓中的脂肪增加有關。由於限制飲食的卡路里已被證實能夠延長壽命（見本書第6.5節），因此不禁讓人想到「聯體研究」和「卡路里限制研究」兩者是否從不同方向研究相同的東西。

「聯體」的研究指出一個非常重要的事實，那就是老化可以被逆轉。多年來我們對於老化及長壽的研究認為，能夠延緩老化已經是不得了的事情。現在竟然發現，回春是可能的。既然老化可以被逆轉，那就表示我們之前認為的突變理論是錯的，因為突變是無法逆轉變回正常的。Harman 在 1956 年提出體突變理論。這個理論認為在有氧的情況下，代謝作用會產生超氧自由基，並引起一系列的攻擊，使細胞分子受到破壞，損傷的細胞產生更多的氧自由基，導致惡性循環使蛋白質、脂肪和核酸等分子遭受氧化傷害。此傷害可累積到某種程度，而使生理機能下降，最後讓人呈現老化的現象。既然突變理論是錯的，那麼氧自由基就不是引起老化的原因了。在此請想一想，你有吃抗氧化劑嗎？為什麼？

既然老化可以被逆轉，那就表示在老化過程中基因的變化是發生在基因表達的錯誤（套句學術用語，那就叫做表觀基因學的改變）。**簡單地說，老化現象就是因為某些基因不表現，而讓細胞失去該有的功能。**如果我們讓即將

不表現的基因繼續表現，那麼我們就可以延緩老化；如果我們讓已經不表現的基因重新表現，那麼我們就可以逆轉老化。既然老化是表觀基因學的改變，那麼我們就可以從測量基因的表觀變化（例如 DNA 的甲基化）來評估個體的生物年齡。我們以「限制卡路里飲食可延長壽命」的研究來看。2017 年美國的研究報告指出恆河猴以限制卡路里的飲食飼養 10 年後檢測牠的基因年齡，果然沒錯，DNA年輕了七歲。

　　隨著時間流逝生命力逐漸降低，身體功能日益衰退，最後達到無法維持生命，以死亡作結尾的過程。這個過程謂之老化。您記得去年一整年看過幾次門診嗎？根據美國的統計， 65 歲以上的病人，每年看診平均九次；但 65 歲以下的病人，每年看診平均才五次而已。為什麼病人的年齡影響看診次數？是因為老年人退休沒事做，可以多逛幾次門診？還是老年人體弱多病？我們再來看一個現象：美國 65 歲以上的病人，每次住院平均 8.7 天；但 65 歲以下的病人，每次住院平均才 5.3 天。

　　老人只佔總人口的 12%，但卻佔了美國全國總住院次數的 34%，以及總住院天數的 45%。為什麼？真的是因為老年人比較脆弱嗎？我們來比較相同程度的灼傷所造成的死亡率就知道答案了。一樣是 20% 體表面積的灼傷，60

歲以下的人死亡率不到 5%；但 60 到 74 歲的人死亡率為 35%，而 75 到 100 歲的人死亡率為將近 70%。顯然，老年人生命力是比較脆弱的，從內到外都是如此，這個現象就是老化。因此，老化不單單是皮膚皺紋變多而已，傷口也是復原得慢。那麼，光用保養品在皮膚上塗塗抹抹有什麼防老作用？我們要的是返老還童和延年益壽。

科學的進步逐漸把生命的奧祕一頁一頁地解開，這對殷切謀求健康的人而言是莫大的福音。因為科技這把精密的解剖刀，把醫學拆解成一片片的科學積木，讓任何人可憑著邏輯的訓練，拼成想要的成品以滿足個人的所需。個人化醫療就是精準醫學的現在與未來。

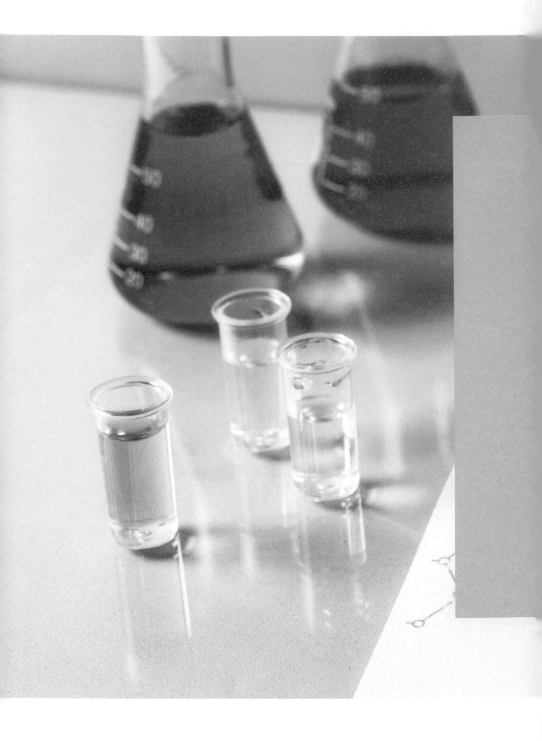

PRECISION
MEDICINE

第 **2** 章

精準醫學簡介

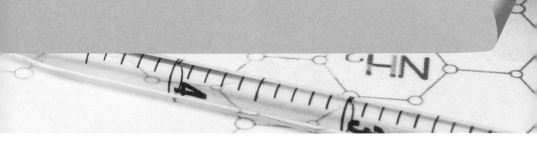

01 精準醫學是什麼？

　　西方醫學經過幾百年來的進步，從以前膽大妄為的江湖術士（見本書第 1.5 節），變成現在謹小慎微的常規醫療。這個變化是因為過去的醫療行為常違反倫理，而經過多年的矯枉過正後所致。現在任何藥品宣稱的適應症（亦即適用的情況）都必須經過臨床試驗才能夠被核准上市。即便是老藥的新適應症也必須經過臨床試驗的證實才能合法使用。

　　在臨床治療中，臨床試驗是唯一的真理，其他的科學通通不算數。臨床使用的診斷方法和試劑也需經過一定程序的審核，才可以成為診斷醫療器材。這些謹小慎微的行醫方式有一定的標準流程，構成了目前的常規醫療系統。

　　多年來主流的「常規醫療」因為要節省醫療資源及受限於臨床試驗的前提，所以長期以來都抱著「一體適用

（one size fits all）」的觀念。然而在醫學的發展史上，這種觀念不斷受到科學的挑戰而改變。譬如，乳癌最早被視為單一的疾病，治療選項依臨床分期只有手術、電療和化療三種。然而，因為 1962 年發明泰莫西芬以及 1983 年證實此藥對早期乳癌手術後有輔助療效，所以醫界把乳癌分成荷爾蒙陽性和陰性兩類（見本書第 1.2 節）。

接著因為 1980 年代發現 HER2 基因以及 1998 年美國 FDA 核准 trastuzumab 上市，所以乳癌的診斷又再細分出 HER2 陽性和陰性兩種。這個世紀起，科學家對乳癌再進一步的剖析，發現 40% 荷爾蒙陽性的乳癌有 PI3K 突變，加上美國 FDA 核准 alpelisib 上市，所以荷爾蒙陽性的乳癌現在又要再細分出 PI3K 陽性和陰性兩種。類似的情況也發生在肺腺癌的治療。如果在 20 年前被診斷有肺腺癌，病人都會用一樣的治療方法。現在則會依據有無 EGFR、ALK、ROS1、MET、NTRK 等等基因的突變，而給予不同的藥物治療。

從上個世紀以來，主流醫學對於疾病的診斷和治療追求簡單。以致常規醫療不重視個人化處置和預防措施。「常規醫學」的好處是簡單而且省錢；壞處則是會使某些病人沒有得到療效，甚至於只得到副作用。由於診斷（亦即疾病的分類）和治療（包括手術和藥物等臨床的處置）

要有某種程度的相關性，否則會失去臨床意義。因此，影響診斷的科技必然會影響到疾病的治療；反之亦然。診斷和治療兩者彼此互相影響。近年來因為科技爆發產生的醫學革命，使得幾世紀來緩慢發展的傳統西方醫學被陡坡式進步的科技所顛覆。

生物學上的因果關係挑戰統計學上的相關性、基因解碼挑戰望聞問切、液體切片挑戰組織切片、藥物基因體學挑戰制式的劑量、代謝體學挑戰營養均衡觀、人工智慧挑戰人腦印象……。所有的一切來得太快而且太多，使得傳統醫學來不及應變而面臨革命。所以精準醫學並不是橫空出世的一門醫學，而是面臨挑戰而蛻變中的常規醫療。基本上，精準醫學就是未來的主流醫學。

你知道什麼是精準醫學嗎？在這資訊發達的時代，很多人都聽過精準醫學這個名詞。如果根據你所認識的精準醫學，下列哪一個描述是正確的？ (A) 提供病人正確的診斷 (B) 提供病人正確的治療 (C) 以上皆是 (D) 以上皆非

如果你的答案是 (C)，那麼再問你兩個問題：(1) 過去幾十年來，你的醫師經常錯誤地診斷疾病嗎？(2) 過去幾十年來，你的醫師經常錯誤地治療病人嗎？

如果你的回答是否定的，那麼根據你的答案 (C)，顯

然你的醫師過去幾十年來，已經在執行精準醫學。可是，精準醫學是美國前總統歐巴馬在 2015 年 1 月才提出的，到現在也才不過六年而已。怎麼可能過去幾十年來你的醫師已經在從事精準醫學呢？所以上述問題的正確答案是 (D)，因為 10 年前還沒有精準醫學。那麼精準醫學是什麼呢？**精準醫學就是根據個人的基因、環境和生活型態之差異，以新的方式來治療和預防疾病**。換句話說，就是把疾病作更科學化的區分，以便對各分群給予適當的醫療處置，來達到個人化的醫療。

由於每一種新的疾病分類對應一種新的治療，而讓病人得到更好的療效。所以從這個世紀開始，主流醫學已開始考慮基因的差異，而慢慢地產生精準醫學的概念。首先，把乳癌依是否有 HER2 基因異常而細分，對於 HER2 陽性乳癌而給予標靶藥物。

幾年後，把肺腺癌依是否有 EGFR 基因異常而細分，對於 EGFR 陽性肺腺癌給予標靶藥物；接著再把肺腺癌依據 ALK、ROS1、MET 的基因突變給不同的標靶藥物。這些成功的經驗讓醫界注意到，診斷的分類的確應該更科學一點，不應該把不同本質的疾病合併在一起（只因為外表看起來很像），以致於採取「一體適用」的處置方式。

目前常規醫療體系是根據形態學來分類癌症的，例如肺癌組織出現腺體的結構我們就稱之為肺腺癌、血癌出現近乎成熟骨髓細胞的特徵就稱之為慢性骨髓性白血病、胃腸道癌症出現節律細胞的特徵就稱之為胃腸基質瘤等等。這種癌症形態學的分類已用了一個世紀以上。多年來，根據這種傳統的診斷分類所進行的癌症藥物臨床試驗，所得到的科學證據建構了一體適用的癌症治療原則。例如，所有的肺腺癌病人都會根據同一套的治療方法，使用相同的藥物。

　　然而這個世紀初，當標靶藥物問世後發現，在形態學上南轅北轍的兩種癌症竟然可以使用同一種標靶藥物。例如第一個問世的標靶藥物「基利克」對兩種完全不同的癌症（慢性骨髓性白血病和胃腸基質瘤）效果都非常好。顯然這兩種形態上截然不同的癌症應該歸成同一類。相反地，同樣被診斷為肺腺癌的病人對同一個標靶藥物「艾瑞莎」卻有不同的反應。顯然根據形態學把肺癌診斷為肺腺癌是不足夠的，應該再更加細分才對。

　　換句話說，我們應該把癌細胞做科學上的分類，以便和醫療處置有因果上的關係。這種精準分類可以提供一個基礎讓我們根據科學新知來採取相對應的措施。這種以科學為基礎的多樣化處置方式可以滿足個人化醫療的需求。

由於個人化醫療不只是考慮基因上的差異，也非常注重「生活型態」和「環境」的差異，所以在疾病的預防上更容易根據科學上的發現加以落實。基本上，**精準醫學的運用範圍包括六個層面：預測疾病的發生、訂定預防的措施、偵測疾病的發生、細分疾病的診斷、決定治療的方向、監控病程的進展。**前三項偏向疾病的預防，主要的使用者偏向基層醫療；後三項偏向疾病的治療，主要的使用者偏向醫學中心。因此在精準醫療的概念下：

- 相同的診斷可依據病因的不同，而給予不同的治療藥物。譬如肺腺癌可依突變種類給予不同的標靶藥物

- 相同的疾病可依據病程的不同，而給予不同的醫療處置。 譬如，對於已罹患乳癌者給予根除性乳房切除；但是對於遺傳到 BRCA 突變但未發病之婦女，給予預防性乳腺摘除。前者是治療；後者是預防。目的不同，處置方法自然也不同。這就是精準醫學細膩的地方。

- 在常規醫療系統尚未能夠確診前就能偵測到疾病的存在，如此則有機會讓亞健康的人得到充裕的時間，或許還來得及逆轉劣勢回復健康。

總之，「精準醫學」的價值有二：(1) 對於已經發生的疾病加以細分，以便分別給予最佳的醫療處置。(2) 對於尚未診斷的疾病得以提早偵測，以便提供最佳的預防措施。

精準醫學能為我做
什麼？

　　戲劇通常以序幕（proloque）開始，然後進入情節段
（episode），而終於收場（epiloque）。疾病的發生也常
常如此，從診斷開始、經過時間長短不等的治療、最後以
痊癒或死亡收尾。情節是否處處驚嚇，以及收場是喜還是
悲，那就看人生的劇本怎麼寫。以糖尿病為例，它的序幕
是起於高血糖的發現而止於糖尿病的確診，位於中間的情
節段不外乎就是漫長的胰島素注射、洗腎、截肢、失明
……。收場則甚為悲慘，通常就是死亡。

　　對常規醫療幾十年下來的認知，很多人會認命地接受
人生無常的宿命觀。然而，進入高科技的今日，我們應該
藉助精準醫學而少受驚嚇，甚至因為能預知劇情而有機會
改寫罹病的劇本。改寫劇本的訣竅是，在故事尚未發展到
不可逆的階段前修改。換句話說，(1) 在潛伏階段就把惡因

壓住。(2) 在萌芽階段就阻止星火燎原。(3) 在事態發生階段選擇有利的方向。(4) 在事情發展階段進行監視並控制進展的過程。(5) 不增加新的故事。以下就根據這五個方向來說明精準醫學能為我們做什麼？

⑴ 在潛伏階段就把惡因壓住。指的就是，預測目前的健康者將來可能會生病，而預防疾病的發生。

許多疾病有基因的因素在內。常見的疾病通常牽涉多個基因；而比較少見的疾病則可由單一基因的問題所造成。牽涉到多基因問題所造成的疾病有糖尿病、心血管疾病等等。至於單一基因問題所造成的疾病，目前知道的已有五千三百多種。基因出現問題不見得會發病，除非是罕見疾病。一般而言，基因出現問題後還需要加上不利的環境因素才會發病，這就是所謂的「先天不良加上後天失調」。

從這個觀點來看，只要不讓相關的「後天失調」因素出現，我們就有可能預防疾病的發生。不過，人類可以罹患的疾病超過一萬種，我們不可能全面性的預防所有疾病，因為全面禦敵必然草木皆兵，而讓我們的日常生活寸步難行。此違反人性的作法，必然無法持久而宣告放棄。因此，疾病的預防必須鎖定重點，只在重點上嚴格執行就

可以，至於在非重點的地方則放輕鬆一點，符合人性。

「基因出現問題」就是所謂的「潛伏的惡因」，也就是我們要預防的重點。只要能夠把這個惡因鑒定出來，我們就有預防的策略。舉例說明如下：

- 擔心罹患心血管疾病的人，可以先釐清有無此先天性的基因問題（見本書第 4.6 節）。然後用對的方法避免壞的膽固醇增加（見本書第 4.1 節）。
- 擔心罹患代謝症候群的胖子，可以先釐清有無此先天性的基因問題（見本書第 4.6 節）。然後用對的方法避免不利的環境因素（見本書第 4.3 節）。
- 擔心有特定癌症遺傳傾向的人，可以先釐清有無此先天性的基因問題（見本書第 5.3 節）。然後用對的方法避免特定的環境因素（見本書第 5.4 節及 3.4 節）。
- 有阿茲海默症家族史的人，可以先釐清有無此先天性的基因問題（見本書第 4.4 節及 4.6 節）。然後用對的方法避免不利的環境因素（見本書第 4.4 節及 4.5 節）。

以上就是所謂的「一級預防」，亦即在疾病尚未發生時，針對危險因素（後天失調）所採取防病於未然的措施。

⑵ **在萌芽階段就阻止星火燎原**。指的就是，在亞健康的情況下，不讓小問題變大問題。

如果身體受到傷害而立刻出現症狀，這就是急性疾病，例如 B 型肝炎病毒感染立刻造成急性肝炎。相反地，身體剛開始受到外界傷害時，若因抵抗力而保持健康，但是在環境因素持續傷害下，身體才逐漸地出現症狀，這就是慢性疾病，例如慢性皮膚炎。急性病來得明顯，因此容易成為一個明顯的預防目標。譬如避免吃不潔的食物以免引起急性胃腸炎。然而，慢性病往往在不知不覺之中惹上身。因此不是一個明顯的預防目標。許多慢性病在確診前其實已經發病一段時間了。這段時間就是所謂的臨床前期（preclinical stage），也就是一般人所說的亞健康。我們以糖尿病和癌症為例說明如下：

- 健康檢查報告，血糖出現紅字（高血糖）的人通常會擔心將來罹患糖尿病。然而控制飲食和多運動後，紅字並未消失。又因為高血糖並非就一定會演變為糖尿病，所以很多人逐漸地對血糖高不以為意，心存僥倖地認為自己不會這麼倒楣吧！少數比較謹慎的人去看門診，也無法得知罹患糖尿病的風險。在這種情況下，絕大多數血糖為紅字的人都失去了警覺性，以致糖尿病發生率多年來居高不下。

現在精準醫學可透過多基因的分析，把高風險的人找出來（見本書第 4.6 節）。這些高風險的人應積極地改善血糖，以避免步入糖尿病的範圍（更多的資訊請見本書第 6 章）。

- 每年高階健檢，又是胃鏡、大腸鏡、電腦斷層掃描，林林總總的去「看」體內有無腫瘤。然而，能被看到的腫瘤起碼也要有直徑 0.7 公分左右。如果能增加靈敏度去「看」更小的腫瘤，那麼就容易出現偽陽性了。低劑量電腦斷層掃描一直以來為人所詬病的也就是這一點。如果不用「看」的，而是改用「測」的方法（見本書第 5.3 節），那麼是否可以突破這個限制呢？若如此的話，在癌症萌芽的階段，我們就可以更有效地阻止它擴大到不可收拾（見本書第 3.4 節及 5.4 節）。

以上就是所謂的「二級預防」，亦即在疾病的臨床前期做好早期發現和早期處置，以控制疾病發展的臨床前期預防。

⑶ **在事態發生階段選擇有利的方向**。指的就是，在確診後，優化用藥邏輯來改變病程的進展。

目前在常規醫療體系下，醫師開藥基本上是根據治

療指引，採取一體適用的原則。所以會讓同類的病人接受「一體適用」，就是因為臨床試驗所得到的證據，正是從這種大規模樣本產生的結論。唯一例外會有個人化考量的大概都是與造成危險副作用「史蒂芬強森症候群」有關的藥。對於藥的副作用我們要考慮個人因素，難道對於藥的有效性就不必考慮個人因素嗎？以下拿「癌症化療用藥」、「沒有活性的藥」和「沒有適應症的藥」為例子說明。

- **癌症化療用藥**：化療藥物令人不寒而慄，因為副作用非常大。然而，對於同一種化療藥物，並不是每一位病人都會出現相同的療效和副作用。近年來的研究發現，常用的化療藥品如 5- 氟尿嘧啶、歐善利鉑、抗癌妥出現的療效和副作用與病人的基因型有關。所以癌症病人使用化療前要先看看是否可以得到最佳的療效與最低的副作用（見本書第 3.3 節）。

- **沒有活性的藥**：我們知道有些藥是吃進肚子經過肝臟代謝後才有活性的。如果醫師開立了這類的藥，但卻不知道病人是不能代謝這些藥的，那麼病人服用的不就是沒有藥效的東西嗎？這和吃安慰劑有什麼差別？（更多的資訊請見本書第 1.2 節）。

- **沒有適應症的藥**：目前在常規醫療體系下，醫師開藥的邏輯是遵循法規，亦即必須依照食藥署核准藥品的適應症。在這種限制下，許多有效的藥品就會因為無核准的適應症而不被醫師列入考慮。相反地，精準醫學由於使用大數據庫分析，因此可以抓出有效但尚未被食藥署核准的藥，如此可大大增加病人的用藥選擇。癌症用藥更是如此，這包括「仿單標示外使用」的新藥（見本書第 3.2 節）和老藥新用（見本書第 3.4 節）。

以上就是所謂的「三級預防」，亦即對已罹病者採取有效的治療措施，以防止病情惡化的臨床預防。

⑷ **在事情發展階段進行監視並控制進展的過程**。指的就是，在罹病的情況下，監控病程的發展，並適時的給予干預以阻止疾病惡化。

所有的疾病在治療當中都應該給予監控以了解治療的成效。然而，癌症的監控是最為困難的。因為常規的癌症影像學監控並不敏感，太小的腫瘤是難以偵測的。腫瘤的復發對癌症病人而言是重大的打擊，如果復發加上轉移的話，那更是一場大戰。即便如此，定期的電腦斷層掃描還是必要的例行檢查，即便要面臨高劑量的輻射線也不得不

承受。這也難怪我們常聽到有癌症病人抱怨：「乖乖地按時追蹤，怎麼卻突然發現腫瘤轉移？」

一旦罹患癌後，每位病人都期盼治療能得到緩解，過程可以平平靜靜。然而，罹癌過程常常是起起伏伏的，令人不知何時病情會加重。精準醫學利用高科技分析血液循環中的核酸，因為可以偵測到微量的變化，所以可以更早發現腫瘤的復發（更多的資訊請見本書第 5.3 節）。

(5) **不增加新的故事**。指的就是，不要因為錯誤觀念而罹患原本可以不發生的病。

沒有先天不良的問題，卻因為後天嚴重失調之故，所以終究還是生病。這就好像是在原本平靜的生活中，加了一則不幸的故事一樣。這種冤枉的事多半是因為錯誤觀念而引起的。以下舉幾個常見的例子來說明。

- **記性越來越差**：我們知道年紀大的老人容易出現記憶衰退，癌症病人接受化療後也常常發現記憶模糊的現象。這些問題後面都有它的病理因素。其中有的病因我們可以排除，而有些病因我們則無能為力。不論我們是否可以改變既有的病因，我們起碼可以做的就是不要增加額外的病因。例如「他汀類藥物（statins）」會降低認知能力，我們就不應該

在這種情況下使用（見本書第 3.2 節）。

- **少量多餐的錯誤**：我們常常聽到很多似是而非的養生勸告，其中之一就是少量多餐。這是錯誤的，因為在這種情況下，體內的細胞就一直處在複製的狀態，沒有機會修復自己。可想而知，錯誤的訊息就會傳遞到子代細胞（見本書第 3.3 節和第 6.3 節）。

- **新鮮的蘋果汁還是危險的**：我們常常聽到一些老生常談，例如吃水果是健康的、天然的最好等等。殊不知果糖和蔗糖還不都是天然的。它們造成的脂肪肝和高血糖是慢性病的根源（見本書第 4.3 節）。

- **口腔衛生不是只有勤刷牙而已**：多年來，口腔衛生教育基本上是要兒童避免蛀牙，成人則是要避免牙周病。殊不知舌苔才是口腔細菌的大本營。口腔菌叢之間維持一個生態平衡，用漱口水消毒會破壞平衡，讓某些細菌成為主流。某些細菌離開口腔進入腸道會引起大腸直腸癌（見本書第 4.5 節），有些則會進入腦部造成阿茲海默症（見本書第 4.4 節）。

03 精準醫學的關鍵科技

精準醫學強調要根據病人的生活型態、環境因素和基因差異，把疾病的診斷作更科學的區分。其中最重要的是基因上的差異，這包括基因結構上的差異（可比喻成電腦的硬體）和表現上的差異（可比喻成電腦的軟體）。因此精準醫學納入大量的基因資訊和運算。以致於貌似相同診斷的疾病可依基因上的差異，而作更細膩的區分。因此之故，要落實精準醫學就必須依賴高科技的檢驗技術和臨床的判讀技巧。

(1) 高科技的檢驗技術：

精準醫學之檢驗技術包括 ① 大量而快速之基因定序。這項科技讓我們可以在短時間之內完成一個人 2 萬多個基因的掃描，更多相關內容請見本書第 1.4 節。② 偵測血液中微量的核酸、細胞或元素。這項科技可讓我們在短時間內鑑定疾病的本質；也可讓我們監控疾病的進展，甚

至偵測到發病前的亞健康狀態。我們以癌症為例說明如下
（更多癌症檢驗相關內容請見本書第 5.3 節）。

切片檢查之癌症樣本是取自於身體的器官組織。它
可以是在手術房中開刀切下來的，也可以在病房中用粗針
穿刺取得的。這些樣本一直以來都用顯微鏡檢查，但是最
近幾年這些樣本也可以用於 DNA 或 RNA 的檢驗。這些樣
本不論大小，都是從身體器官組織切下來的，所以是固體
的。隨著科技的突飛猛進，以前必須依賴病理樣本才能獲
得的診斷或臨床治療的決策，現在幾乎都可以從幾毫升的
血液中獲得。現在的科技不僅可以從幾百萬個正常的血球
細胞當中捕捉少數的癌細胞，也可以進行 DNA 或是 RNA
的分析。由於這些都是血液樣本，所以這種高科技又稱為
液體切片，以有別於傳統的固體切片。液體切片主要是用
在晚期轉移的癌症病人（常常是因為無法接受手術切取樣
本之故），或者是為了偵測抗藥性的突變。目前美國大約
只有 5% 的病人使用到液體切片。

美國市場評估，在未來的三年內液體切片整體業務
會有五倍的成長。然而，不同的次專科會有不同的成長速
度。目前看來，肺癌醫師接受液體切片的速度比較快，原
因如下：肺癌的診斷和治療指引已經包括了分子檢測、治
療指引已經建議使用液體切片來偵測抗藥性突變、傳統的

病理檢查有較高的風險。目前在美國從事液體切片的生技公司超過 60 家，投資金額超過 50 億美元。

癌症液體切片的一個商業例子是 2018 年美國約翰霍普金斯大學開發的液體切片技術。它結合了 16 種常見的基因突變和 8 種蛋白質標記，來診斷受檢者是否有癌症。這些研究者從 1,005 位還沒有發生轉移也未曾接受化療的癌症病人中，收集八種癌症的樣本：卵巢癌、肝癌、胃癌、胰臟癌、食道癌、大腸直腸癌、肺癌以及乳癌。

研究結果發現 CancerSEEK 能夠偵測出 33-98%（中位數為 70%）的癌症，其中偵測率最高的是卵巢癌和肝癌；偵測率最低的是乳癌。如果縮小範圍只針對五種癌症（卵巢癌、肝癌、胃癌、胰臟癌、食道癌）的話，靈敏度提高到 69-98%。812 位健康人中只有 7 位檢驗結果為偽陽性，亦即 CancerSEEK 的偽陽性不到 1%。CancerSEEK 對於第二和第三期的癌症病人有最好的檢出率，即便是第一期的癌症也有 43% 的病人可被偵測出來。一項萬人的臨床研究已經於 2020 年完成。

這項研究是以臨床上能被診斷出癌症者當作金標準，結果發現陽性預測值為 5.9%，陰性預測值為 99.3%。亦即，如果檢驗為陰性，那麼沒有罹患癌症的機率超過 99%。

(2) 臨床的判讀技巧：

精準醫學之判讀技巧涉及科技知識與臨床經驗。我們如果以二分法將病程的光譜，武斷地切分為「健康」或「罹病」兩種，那麼位於切點「罹病側」的人，我們需給予適當的「醫療處置」；而位於切點「健康側」的人，則應避免「過度治療」。然而，很多疾病（尤其是慢性病）的發生過程是漸進式的，甚至受到遺傳的影響而起源於早年。對於這類的疾病，我們如果以二分法將病程的光譜武斷地切分為「健康」或「罹病」兩種，那麼位於切點「健康側」的病人就會被延誤處置了。

由於醫療行為一向都因謹慎而趨於保守，因此「二分法」的切點往往會偏向「罹病側」，以致診斷上的偽陰性會增加。這就是為什麼現在大部分的病人，當確診時症狀已經相當明顯了，亦即發病也有相當一段時間了。對於「診斷上偽陰性」的病人，醫師雖然不能給予「醫療建議」，但還是應該提供「預防意見」。因為醫師的不作為只會把病人推向江湖術士而已。至於醫師是否有「預防意見」可提供，那是另外一個議題了（見本書第 3.4 節）。

我們以 2020 年大流行的新冠肺炎檢驗當作例子來說明。各種呼吸道病毒感染所出現的症狀大同小異，因此一定要做檢驗才會知道是那一種病毒感染。對於新冠狀病毒

也是如此。然而新冠肺炎的檢驗卻出現忽陰忽陽的現象。有些病人懷疑有新冠肺炎感染，卻連續兩次檢驗為陰性，到了第三次檢驗才出現陽性。相反地，有些病人症狀緩解且檢驗陰性而被認定康復了，但是出院後檢驗卻又變回陽性。病毒檢驗怎麼會一下子陰性，一下子又陽性呢？到底是病毒突變還是檢驗出問題？當冠狀病毒被發現是引起武漢肺炎的病因時，很多「專家」就根據單鏈 RNA 的特性，預測武漢肺炎冠狀病毒有高的突變率，會造成臨床問題，包括毒性增強及檢驗困難。然而，根據已有的數據分析來看，冠狀病毒的突變率比流感病毒的突變率還低。顯然病毒突變不是武漢肺炎檢驗忽陰忽陽的原因。

看來檢驗本身才是病毒檢驗忽陰忽陽的原因。為何如此？有三大原因：

① **檢驗的定位**：檢驗在研發時如果強調「低的偽陽性」，那麼實際使用時碰到偽陰性的機會就會增加。反之，如果強調「偽陰性要低」，那麼偽陽性的機會就會增加。所以當前後檢驗方法或試劑不同時，就會出現真真假假的忽陽忽陰現象。

② **檢驗的本質**：由於新冠病毒不是正常菌落，只要測得出來就會被判定為陽性，所以分辨陽性或陰性的分界點

很可能就是檢驗方法之偵測極限。如果是這樣的話，那麼不管檢驗方法有多優秀，基本上就有 5% 的錯誤率。曾經傳聞德國為了增加檢驗量，把十個檢體混在一起當作一個樣本來驗。如果得到陰性結果，就把這十個案例都視為陰性；如果得到陽性結果，再分別單獨重驗這十例，看看哪一個是陽性。這是錯誤的檢驗方式。因為一個低陽性樣本會被另外九個陰性的樣本大量的稀釋病毒量，以致感染案例躲過篩檢。

③ 檢驗的品質：

- **試劑的安定性**：檢驗試劑有其儲存條件和保存期限。然而，檢驗試劑和樣本的安定性測試是非常耗時的試驗。在目前這種急就章的情況下，目前美國 FDA 和台灣的食藥署都不要求廠商提供安定性數據。所以，如果前後兩次檢驗分別使用品質不同的試劑或樣本，那麼檢驗出現一陽一陰的結果，也就不令人意外。

- **檢驗的再現性**：同一批號試劑、同一檢驗人員、同一檢體，在不同時間或地點檢驗是否可得到相同的結果？如果除了試劑批號不同而其他條件都相同，那麼是否可得到相同的結果？如果只是檢驗人員不同，那麼結果還會相同嗎？對於上述的問題如果答

案是「得到不同的結果」，那麼檢驗的再現性就不佳了。在這種情況下，同一人前後次檢驗的結果忽陽忽陰就是必然之事。

以上用新冠肺炎的檢驗當作例子來說明檢驗的問題，其實任何一種檢驗都會碰到類似的情況，尤其目前最夯的次世代 DNA 定序。精準醫學所需的檢驗技術比冠狀病毒的檢驗還要複雜；所需的判讀諮詢也比冠狀病毒的診療還要困難。如果實驗室的檢驗水準還在「忽陰忽陽」中鬼打牆，判讀能力還在模稜兩可中打高空，那就不必談精準醫學。正因為如此，衛福部醫事司提出了「特定醫療技術檢查檢驗醫療儀器施行或使用管理辦法（簡稱特管辦法）」來規範提供精準醫學檢驗的生技公司，以免檢驗出問題造成醫療傷害。

特管辦法對生技檢驗規範中最重要的一個精神就是，實驗室只提供數據給醫療單位，再由醫療單位的專科醫師出具醫療報告。如此，病人得到的醫療報告才是由了解檢驗限制與臨床意義的醫師所判讀的；而不是由醫療外行的實驗室人員所出具的。此外，經濟部管轄的生技公司也不會觸犯醫療法。精準醫學之醫療報告應該包括：在檢驗數據有效性的範圍內分析結果、對基因解碼判讀其臨床意

義、對異常值提供可行的醫療建議。這些臨床上的判讀可讓我們揭露疾病的本質；也可讓我們指出因應的方法，例如醫療處置的建議和預防疾病的意見。由於精準醫學除了依據基因差異外，還需根據生活型態和環境因素來運作，因此不能只解讀基因資訊而已。

04 優質的諮詢：安潔莉娜‧裘莉的選擇

以下的疑問有沒有困擾過您？

- 我父親的大腸癌基因檢測發現有突變，我會遺傳到這個基因突變嗎？

- 我媽媽的肺癌已作過好幾次化療了，現在聽說可作突變分析來接受標靶療法。我可以用第一次開刀的檢體作基因檢測嗎？還是需要再開刀取新的癌組織？

- 我很擔心得到失智症，基因檢測可告訴我答案嗎？

- 我的醫師說「基因檢測結果未發現突變」；但是我問醫師「檢測會不會不準」，他卻語焉不詳，不直接回答我。報告說沒突變，就真的沒突變嗎？我再換一家醫院檢測一下好嗎？

- 我兩個姑姑死於乳癌。才剛嫁兩年，現在老公問我

是否有遺傳性乳癌。姑姑算嗎？

- 多名家庭成員罹患糖尿病體質？我需要做檢驗嗎？
  可以避免嗎？

　　當類似的疑慮困擾你的時候，你怎麼辦？上網找資料嗎？網路上密密麻麻的專業術語是否讓你看的更加頭昏眼花？即便是生技公司自國外引進最新的分子檢測，方便民眾不必出國即可享受最新的科技服務，然而，生技業者畢竟不是醫師，無法也不應回答臨床疑問。若像這樣花錢做檢測，卻不知道自己的檢測報告代表的含意為何，有意義嗎？

　　由於科技全面性的進步，使許多診療項目快速且持續地進步。因此，醫師不分科別，在短時間內面臨多樣、大量且不斷翻新的知識。在這種情況下要臨床醫師熟知各項新知，回答民眾從網路上看到的各種「消息」，顯然是不切實際的要求。所以受檢者無法從生技業者得到的臨床資訊，也同樣很難從一般的門診中獲得。最終結果就是台灣徒有新科技的精準醫學檢驗技術，衛福部的特管辦法也提供良好的監督，但因無人可提供完整的臨床諮詢，而使國人仍處於科技落後之局面。

　　科技與知識的躍進，本應要為病患帶來更多的醫療新

知與服務，但卻常因病人無法充份獲得資訊，而讓病人之自主、自知的權利受損。這個事實指出，我們需要「精準醫學門診」，讓病患有上述類似的困擾時，有諮詢的管道。

　　諮詢分成兩個階段：檢驗前的諮詢和檢驗後的諮詢。檢驗前的諮詢主要包括：

- 釐清客戶的真正問題是什麼？
- 客戶的問題是否不需要做基因檢測即可解決？
- 若需要做基因檢測，是否能夠讓客戶了解檢測的意義、局限性和所需時間及費用？
- 檢測的結果是否會影響後續的醫療處置？
- 醫療處置可行的方案（actionable plan）包括哪些？
- 對於不同醫療處置的選項，客戶打算如何選擇？
- 如果檢驗結果發現有家族性的遺傳缺陷，是否要告知家族的其他成員？
- 如果檢驗中意外發現其他的基因問題，但超出原先欲諮詢的目的，客戶選擇要被告知還是不被告知？
- 客戶是否了解，除非客戶主動要求，基因檢測的結果不會透漏給第三者，包括保險公司和其他醫療院所。
- 客戶是否了解，隨著大數據庫資料資料與日俱增，判讀的結果也會跟著加以修正。

檢驗後諮詢主要包括：

- 對於檢驗結果的解釋，客戶是否充分了解？
- 根據檢驗結果可採取的醫療處置選項包括哪些？客戶打算採取哪一項？
- 如果醫療處置需要轉介給其他專科醫師，客戶是否了解轉介的資訊？
- 如果檢驗結果對家族其他成員有影響，客戶希望獲得什麼樣的協助以便告知他們？
- 如果檢驗有超出原先諮詢目的之意外發現，而客戶事先選擇要被告知，客戶是否了解這個發現的說明及相關的影響？
- 預計何時將依據大數據庫修改報告？客戶是否不想要修正的報告？
- 客戶如果有新的問題，不管是否由檢驗結果所引起的，是否願意接受下一輪的檢驗前諮詢？

檢驗前的諮詢通常不涉及醫療建議或處置，可以由諮詢師負責。相反地，檢驗後的諮詢一定會牽扯到醫療建議或處置，所以一定要醫師親自諮詢。諮詢師可以參與檢驗後的諮詢，一方面可以扮演協助客戶的角色，另一方面可以獲得學習的機會。由於諮詢師參與檢驗前後的諮詢，因

此客戶可以得到全程的協助。

我們以遺傳性乳癌基因檢測當例子來說明，因為安潔莉娜‧裘莉的新聞廣為人所知的，在當年引起台灣醫界的廣泛討論（圖 3）。乳癌基因檢測並非每位怕罹患乳癌的女性都需要做，而是必須具有某種程度的風險才需要檢驗的。癌症風險評估有一定的標準，許多醫學團體機構會訂定乳癌基因檢測的指引。目前全世界著名的指引超過 32 個，其中歐洲有 16 個、美國有 11 個。彼此之間大同小異，但是內容五花八門非常令人混淆。安潔莉娜‧裘莉的母親在 46 歲時罹患乳癌，56 歲往生。安潔莉娜的外祖母和阿姨也都都死於癌症。根據風險性評估，安潔莉娜有高風險遺傳到突變的乳癌基因。

和遺傳性乳癌有關係的基因包括 ATM、BARD1、BRCA1、BRCA2、BRIP1、CDH1、CHEK2、FANCA、FANCI、FANCL、NBN、NF1、PALB2、PMS2、PPM1D、PTEN、RAD51C、STK11、TP53。每家生技公司提供的基因內容不盡相同，但大體上不會超過這些範圍。目前文獻的資料顯示，乳癌婦女大約 10% 有上述的基因突變。但是最常見的 BRCA1/2 基因突變大約只佔 5% 左右。另外還有14% 左右的遺傳性乳癌，目前還找不到相關的基因。

PRECISION MEDICINE

聯合報 中華民國一〇二年五月十六日 星期四

BRCA基因 檢驗前後都要諮詢

曾嶔元／國泰醫院病檢部主任

影星安潔莉娜表莉發現「BRCA基因突變」，接受雙側乳腺摘除。眾人對此「大動作」議論紛紛，然而許多意見只是反映個人喜好，而且是在不知科學數據下的主觀評論。在此提供一些統計數據供大家參考，有客觀的資料，討論起來才有助於抉擇。

一、BRCA1和BRCA2基因突變是乳癌危險因子。科學家金恩（King）及安東尼奧（Antoniou）分別於2003年指出，帶有BRCA基因突變的婦女，45至80%可能罹患乳癌。以年齡來看，50歲有37%得乳癌、60歲有55%得乳癌、70歲者有70%得乳癌。

二、BRCA1基因突變的乳癌，比一般乳癌較常是荷爾蒙受體陰性，亦即較不適用荷爾蒙療法。也較常為HER2陰性，亦即較不適用標靶療法。換句話說，沒有太多的治療選項。此外，BRCA1基因突變的乳癌比一般乳癌較常出現淋巴結轉移，存活率也較差。

三、科學家東恰克（Domchek）研究3854名帶有BRCA基因突變的婦女，在2010年的研究報告指出，有1372名突變者沒做預防性乳房切除，其中98名女性得了乳癌。相反地，2482名接受預防性乳房切除後，沒有人得乳癌。哈曼（Hartmann）及蕾貝克（Rebbeck）分別在2001年及2004年也指出，預防切除可讓BRCA突變者減少90%的乳癌風險。

BRCA1基因的檢驗，不是只有美國才能做。國內的醫學中心也有能力，費用約台幣數萬元。檢驗前需要有專業諮詢，最好配偶（或親人）一起來和醫師談。充分諮詢（大約一小時）後，再決定是否要做基因檢驗。檢驗後也需要做諮詢，才能充分而自主的決定後續處理方式。

國外統計顯示，即便有BRCA基因突變且適合做預防性乳房切除的婦女，也只有20至25%接受預防性乳房切除。安潔莉娜做什麼選擇，雖然是熱門話題，但不是重點。重點是在此過程。安潔莉娜表莉利用醫學新技術得知其罹病風險，在充分諮詢後，自主性地決定處理方式。這是良好的醫病關係，值得我們學習。

圖3　聯合報刊登有關安潔莉娜‧裘莉的乳癌基因檢測。2013年台灣醫藥版的熱門新聞就是美國電影明星安潔莉娜‧裘莉因為家族史而做基因檢測。安潔莉娜根據陽性的檢驗結果，採取預防性的乳腺摘除。此前瞻性的醫療處置顛覆保守的醫療觀念而轟動國際社會。

　　39歲的安潔莉娜接受了乳癌基因檢測，檢驗結果發現有 BRCA1 基因突變。檢驗後諮詢指出：有這個基因突變的女性在 70 歲之前有 55-65% 的機會罹患乳癌；此外還有 39% 的機會罹患卵巢癌。安潔莉娜根據諮詢的醫療建議，於 2013 年預防性切除健康的乳房，2015 年 3 月又切除卵巢和輸卵管來降低罹患癌症的風險。除了 BRCA1/2 基因突變之外，目前會建議切除卵巢和輸卵管來降低罹患癌症風

險的突變基因還包括 MSH6 和 RAD51C。

　　乳房的預防性切除指的是乳腺的摘除，這和罹患乳癌之後做的根除性切除很不一樣。乳腺摘除是相對保守的手術，因此乳腺摘除不乾淨的話，殘留的乳腺將來還是有可能長出乳癌。因此術後的生活還是需要略為調整，包括規律的運動、飲酒不過量，以及維持健康的體重（見本書第 5.4 節）。此外，還必須保持體內有足夠的維他命 D。2018 年有一篇瑞典的研究報告。這項研究比較 700 位罹患乳癌的婦女和 643 位沒有罹患乳癌的婦女。研究結果指出，乳癌的風險和 20 個單核苷酸多形性（SNP）有關，而且這些 SNP 和乳癌風險的關聯性也都會受到維生素 D 濃度的影響（見本書第 5.4 節）。

　　精準醫學出現的太快，很多人來不及因應。即便是眾所皆知的 BRCA 基因突變，在美國也尚未廣泛地被利用。美國國家癌症研究院的一項調查，分析加州和喬治亞州的 83,000 名癌症女性病人，結果發現大約只有三分之一的卵巢癌病人和四分之一的乳癌病人接受過基因檢測的分析。安潔莉娜‧裘莉的例子值得我們學習，在精準醫學的時代，我們怎能錯過科技帶來的好處呢？

NOTES

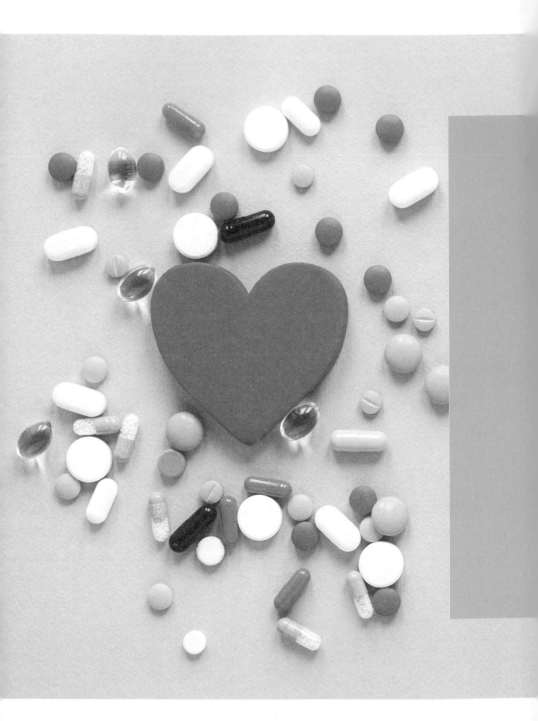

PRECISION
MEDICINE

第 3 章

精準醫學的邏輯

　　2020 年新冠肺炎肆虐全世界，暴露了很多醫界的盲點。其中一個就是對於新冠病毒的檢驗：同一位病人在不同時間點採取的樣本，竟然前後出現忽陰忽陽的檢驗結果。現在我們來思考一下：同一個樣本用同一種方法重複檢驗新冠病毒兩次，如果得到一陰一陽的結果要怎麼解釋？結論很簡單，這個檢驗方法有問題，不值得相信。

　　如果這個邏輯套用在藥品的臨床試驗呢？目前各國衛生主管機關要求新藥或新適應症（老藥新用）都需通過臨床試驗證明才能核准使用，這是為了避免因為藥品安全性不足而使民眾受害，或是為了避免療效不足而使病人耽誤正確的治療或蒙受金錢上的損失。政府及法律對民眾的保護精神，使得「通過臨床試驗」變成醫療處置的金科玉律。有了這個基本認識後，我們來看看兩個「結果忽陰忽陽」

的臨床試驗案例。

第一個案例是新冠肺炎的新藥。新藥就是從未上市的藥品瑞德西韋（Remdesivir）用於治療新冠肺炎。

美國的第一例新冠肺炎是靠瑞德西韋治癒的。此個案報告刊登於 2020 年 3 月 5 日的《新英格蘭醫學期刊》。此成功的案例在這個世紀大流行期間大大地振奮人心。然而，統計學家常常告訴我們個案不具代表性，因此，美國的第一例成功個案不能證明什麼。多年來大家被教導一個觀念：必須要有多樣本的隨機臨床試驗才能下定論。

中國對瑞德西韋治療新冠肺炎的臨床研究，一共收納 237 位病人作雙盲試驗，試驗結果報告刊登在英國醫學期刊《刺胳針》。臨床試驗發現使用瑞德西韋的病人平均臨床改善時間為 21 天，只比使用安慰劑的患者快兩天而已；同時發現以該藥治療重症患者並未能降低死亡率。因此世界衛生組織宣布新冠肺炎的瑞德西韋臨床試驗失敗。相差沒幾天，美國宣布了他們的臨床試驗成果。這個多國臨床研究，一共收納 1,063 位病人作雙盲試驗。臨床試驗發現使用瑞德西韋的病人平均康復時間為 11 天、死亡率為 8%，勝過使用安慰劑的對照組病人，他們平均康復時間為 15 天、死亡率則為 11.6 %。於是美國食品藥物管理局立刻

批准瑞德西韋的臨床使用。

對於同一個命題，中、美兩個臨床試驗竟得到相反的結果！醫界為之嘩然。如果同一個樣本重複用同一種檢驗方法兩次得到相反的結果（忽陰忽陽），那麼檢驗方法本身顯然有問題。同樣地，如果同一藥品重複用臨床試驗評估兩次得到相反的結果，那麼臨床試驗本身顯然也有問題。

第二個「結果忽陰忽陽」的案例是乳癌的新藥 PI3K 抑制劑。

我們知道，細胞的能量主要來源就是血液中的葡萄糖。而葡萄糖進入細胞的速率可由胰島素控制。胰島素從胰臟中釋出後進入血液循環，作用在全身的細胞。胰島素作用的方式是先和胰島素受體結合，此可活化 PI3K 再把葡萄糖運送進入細胞。活化的 PI3K 可被 PTEN 安靜下來，等待下一次胰島素的作用。如此，血糖可源源不斷地在胰島素 /PI3K/PTEN 控制下進入細胞。近年來基因定序發現，很多癌細胞有 PI3K 或 PTEN 突變。以致於癌細胞比正常細胞更容易獲得血糖，學者們把這個現象戲稱為「癌細胞愛吃糖」。如果我們把葡萄糖接上放射性示蹤劑氟 18，再把此放射性葡萄糖注射到血中，我們就可以利用癌細胞愛吃

糖的特性把癌症顯露出來。這就是我們在醫院裡面常使用的「去氧葡萄糖正子掃描」（有關癌細胞的糖代謝，請見6.5節）。

由於世界各國的研究團隊都指出乳癌有相當高的比例出現 PI3K 基因突變，筆者曾在 2005 年以馬偕醫院的乳癌病人做分析，就曾經發表研究論文指出，台灣乳癌患者26% 有 PI3K 基因突變的。因此很多藥廠都非常熱心的研發 PI3K 抑制劑以作為乳癌標靶療法藥品。2014 年瑞士有一家藥廠研發出一種 PI3K 抑制劑，代碼為 BYL719。針對 ER+/HER2- 乳癌的第三期臨床試驗證實 BYL719 可明顯改善病人的存活（無進展生存期 PFS 中位數由 5.7 個月增加為 11 個月）。美國食品藥物管理局於 2019 年 5 月核准該藥准予上市。

無獨有偶，位於舊金山的基因泰克生技公司於 2013年也有類似的研發藥，代碼為 GDC-0032。然而，針對 ER+/HER2- 乳癌的第三期臨床試驗發現 GDC-0032 無明顯療效（無進展生存期 PFS 中位數由 5.4 個月變成 7.4 個月）。該臨床試驗團隊於 2018 年美國臨床腫瘤學會報告後，藥廠立刻放棄此藥進一步的研發。其實 GDC-0032 和 BYL719 的作用機轉幾乎一樣，臨床實驗收案樣本數也相近。然而因為兩者收案的條件略有不同，竟然得到完全不

同的臨床試驗結果：一個被證明無效，另外一個被證明有效而且還被核准上市。

　　從以上兩個「結果忽陰忽陽」的臨床試驗案例來看，同一個藥（瑞德西韋）或同一類的藥（PIK3 抑制劑）可經過臨床試驗得到相反的結論。那麼臨床試驗還可以當作唯一的金科玉律嗎？

　　筆者無意貶低臨床試驗的重要性，但是一昧地把臨床試驗當作金科玉律，那麼造成的破壞卻是不容忽視。因為很多醫療措施將 **(1) 被迫延宕**，因為相關的臨床試驗尚未完成。例如，新冠肺炎在 2020 年初肆虐時，沒有合法上市的用藥。**(2) 無法進行**，因為無法進行相關的臨床試驗。例如，罕見疾病無法湊足樣本數進行臨床試驗。

　　反過來說，許多醫療措施並沒有臨床試驗支持，但大家還是這麼做。例如，目前在醫院裡很多醫療器材是消毒後重複使用的，甚至還多次重複消毒使用。然而這些醫療器材在送交食藥署審核時並沒有臨床試驗證明可以消毒後重複使用。這些醫療器材上市後，也沒有進行任何臨床試驗證實可以消毒後安全地重複使用。然而這是普遍的現象而且行之多年，大家不是都接受嗎？為什麼「醫療器材」換成「藥品」後，就這麼堅持需要有臨床試驗支持才能用

藥呢？

從以上的例子我們可以知道臨床試驗只能提供部分的事實。有臨床試驗證實的固然符合科學；但沒有臨床試驗證實的不見得不符合科學。畢竟臨床試驗不是唯一的科學工具。可惜國內大部分的醫師都極為保守，反對所有無臨床試驗佐證的醫學意見。這種觀念並非基於嚴謹的態度，而是缺乏邏輯思考所致。

在這裡我們就舉一個例子來說明為什麼不能凡事都以臨床試驗為依歸。

某醫院院長打算對所有的員工大幅減薪，理由不外乎是共體時艱之類的話。有高階主管不以為然，向院長建言說：「減薪會嚴重降低員工士氣，反而會影響醫院的收入，千萬不能做。」如果院長回答說：「沒有臨床試驗證實減薪會對員工產生負面影響，你的建議不能接受。」請問你會有什麼感想？如果凡事都必須依據臨床試驗，那就等著被這種院長減薪吧！如果不是這樣的話，那為什麼要反對任何沒有臨床試驗佐證的醫學意見呢？沒有臨床試驗證實並不是因為臨床試驗失敗，常常是因為沒有機會做臨床試驗。在這種情況下，我們難道不能夠依據科學或常識做邏輯的思考嗎？

精準醫學的醫學系統觀與用藥邏輯

如果要從消除病因來治療疾病的話，那麼我們要先確定所觀察到的病因與欲治療的疾病有因果關係。不過，由於因果關係很難證明，因此我們常用非巧合的相關性來替代。在這方面，統計學是一個非常好的工具。不過，統計學有兩大問題：

(1) **巧合不能完全避免**：令人意外的巧合是可以發生的，否則怎麼會有無巧不成書的事情呢？

- 富比世雜誌 2014 年就有一篇令人莞爾的文章，作者 Emily Willingham 提到，美國緬因州的離婚率和人造奶油瑪琪琳的消耗量有密切的關係。兩者的相關性高達 0.99258。

- 2016 年科學家從 15,692 篇科學論文中篩選，找出了 62 篇可分析的研究報告。分析結果指出，身高

越高的人得到大腸直腸癌和肺癌的機會都比較高。不過，攝護腺癌的發生倒是和身高沒有明確的關係。

(2) **統計分析常常不適合精準醫學**：我們知道臨床試驗的目的是要證實相關性並非因為巧合而發生的，亦即「療效」不是在「用藥」時碰巧發生的。這需要大量的樣本數作統計學上的分析。但是個人化醫療的本質卻偏偏是少量而多樣的，這個本質和統計學是背道而馳的。個人化醫療牽涉到的層面非常多，我們不可能對每一個議題都進行臨床試驗。因此要落實個人化醫療，我們必須運用其他的科學方法建立因果關係。例如根據生物、化學、物理、數學原理作邏輯的推演。

如果理想的醫療是治根而非治標的話，那麼我們一定要從因果關係中找出根本原因。只要釐清病因和疾病之間的因果關係，我們就可以預期在消除病因後，能有效地治療或預防疾病。精準醫學的關鍵點就是要把疾病做科學化的分類以方便找出有因果關係的病因。如此我們所採取的每一個動作都可以根據既有的科學知識為基礎。精準醫學的用藥邏輯自然也不例外。以下用癌症治療當例子來說明。

表 1　癌症標靶療法對照表（驅動基因：標靶藥物）

- ABL1: ponatinib
- ALK: capmatinib, alectinib, brigatinib, ceritinib, crizotinib, lorlatinib, entrectinib, LDK378, PF06463922
- ATM: olaparib, BAY 1895344, ATR inhibitor, WEE1 inhibitor
- BARD1: olaparib, ATR inhibitor, WEE inhibitor
- BRAF: sabra + trame, encorafenib, binimetinib, cobimetinib, dabrafenib, vemurafenib, eriblin, trametinib, Cmab + Bim + Eng
- BRCA: rucaparib, olaparib, talazoparib, bevacizumab+olaparib, niraparib, veliparib, BAY 1895344, ATR inhibitor, WEE1 inhibitor
- CDK12: ATR inhibitor, WEE inhibitor
- CHEK1: olaparib, BAY 1895344, ATR inhibitor, WEE1 inhibitor
- CHEK2: olaparib, BAY 1895344, ATR inhibitor, WEE1 inhibitor
- EGFR: afatinib, gefitinib, erlotinib, dacomitinib, paziotinib, osimertinib, TAK-788
- ERCC3: BAY 1895344
- FANCA: BAY 1895344
- FANCF: BAY 1895344
- FANCI: BAY 1895344
- FANCL: olaparib, BAY 1895344, ATR inhibitor, WEE1 inhibitor
- FANCJ: olaparib, ATR inhibitor, WEE1 inhibitor
- FANCN: olaparib, ATR inhibitor, WEE1 inhibitor
- FGFR: erdafitinib, DS1123, ASP5878, TAS120, BGJ398
- FLT3: midostaurin, quizartinib, gilteritinib
- HDAC2: BAY 1895344
- HER2: trastuzumab, pertuzumab, ado-trastuzumab emtansine, Tmab + pertuzumab, Trastuzumab + deruxtecan
- IDH1: ivosidenib
- IDH2: enasidenib
- LAG3: relatlimab

- MDC 1: BAY 1895344
- MET: capmatinib, tepotinib, savolitinib, crizotinib, merestuinib
- MLH1: BAY 1895344
- MLH3: BAY 1895344
- MRE11A: BAY 1895344
- MSH2: BAY 1895344
- NBN: BAY 1895344
- NTRK: entrectinib, larotrectinib, selitrectinib, BAY 1834942, DS6051
- PALB2: BAY 1895344
- PIK3CA: alpelisib, gedatolisib, ipatasertib, GDC-0077, TAS117, AZD5363, BYL719
- AKT1: ipatasertib, gedatolisib, BYL719, AZD5363, TAS117
- PPP2R2A: olaparib, ATR inhibitor, WEE1 inhibitor
- PTEN: ipatasertib
- RAD51: BAY 1895344
- RAD51B: olaparib, ATR inhibitor, WEE1 inhibitor
- RAD51C: olaparib, ATR inhibitor, WEE1 inhibitor
- RAD51D: olaparib, ATR inhibitor, WEE1 inhibitor
- RAD54L: olaparib, ATR inhibitor, WEE1 inhibitor
- RET: alectinib, lenvatinib, vandetanib, Loxo-292
- ROS1: lorlatinib, repotrectinib, crizotinib, entrectinib, DS6051b, PF06463922
- TP53: idasanutlin
- XRCC2: BAY 1895344
- XRCC3: BAY 1895344
- 17P del: ibrutinib

我們知道癌症的發生常常伴隨有不少的基因突變，其中有些突變的基因會驅動癌細胞的生長。這些驅動基因的抑制劑就是癌症治療的標靶藥物，其中有些已經核可上市，有些則正在進行臨床試驗中（表1）。如果我們可以從病人的癌組織偵測到這些突變的驅動基因，我們就有可能從這些抑制劑中找到合適的標靶藥物。有些藥品有核可的適應症使用，有些藥品則必須走仿單標示外使用（off-label use）。癌症可發生的突變驅動基因有相當多種，這些都是癌症細胞的關鍵點，可作為我們用藥的基礎。然而，除非有基因分析資料，否則無從得知突變的基因是否存在，以及突變是發生在哪一個基因。所以精準醫學對癌症的用藥邏輯就是先進行基因檢測（通常用次世代定序的方法），然後再找出相對應的標靶藥物。

　　在很多情況下，找到的癌症標靶藥物並沒有相關的臨床試驗資料。這並不令人意外，因為臨床試驗花費很大，所以 (1) 只有少數的問題能用臨床試驗驗證，而其中絕大部分的臨床試驗還是由藥廠進行的。(2) 相關的一系列議題常常只有少數的問題被回答到。對於沒有被探討的議題，我們必須回歸到精準醫學的基本精神「符合科學性」否則會無解。在此我們舉一個例子說明：

　　屆齡退休的老人發現低密度血脂蛋白膽固醇（LDL-C）

PRECISION
MEDICINE

過高，醫師開立「他汀類藥物（statins）」來降血脂。這樣好嗎？從科學的角度來看，我們知道大腦需要膽固醇維持正常的生理功能，然而血液中的膽固醇無法通過血腦屏障，因此腦細胞的膽固醇必須靠腦細胞自己製造。然而，由於降血脂藥物可通過血腦屏障，因此服藥後腦部膽固醇的合成會被抑制。這顯然對老年人大腦的膽固醇需求不利。從預防失智的角度來看，這種處方顯然很不科學。但是有臨床試驗告訴我們答案嗎？如果沒有臨床試驗，難道我們不能靠基本生理學的概念來思考嗎？

經過邏輯的思考後我們不對老人開立他汀類藥物，在科學上站得住腳，在法律上也不太會受到刁難。法律上的安全是因為「不用藥」的醫療處置不太會遭遇法律上的挑戰。但是反過來說，只憑「科學性來用藥」的醫療處置，就容易碰到法律上的質疑了。這是因為以前醫學研究的濫用曾經使民眾受害，以致於近年來醫學研究的規範越來越加嚴格。基於保護民眾的安全，任何未經衛生機關核准的藥物是不能給予病人使用的。然而，矯枉過正的結果使得與醫學研究無關的醫療行為也受到影響。

當一個單純的醫療行為被解釋成醫學研究時，我們該如何拿捏呢？在此我們以癌症末期的病人來當例子說明如下：

當所有核准的癌症治療方法都使用完了，醫師還是束手無策。這時如果病人願意嘗試未經核准的藥物，他有這個機會嗎？如果醫師和病人雙方都沒有想做醫學研究的意願，從單純的醫療行為的觀點來看，病人有機會使用到這個藥物嗎？依照現行的法規來看，這是不被允許的，中外皆然。然而，太專注於醫學研究的規範，是否會侵犯醫療行為的自由度呢？

　　2018年5月美國眾議院投票通過「嘗試權法案」（Right to Try Act），允許重病末期病患嘗試使用未經美國食品藥物管理局所核准的藥物。這個法案引起許多爭議，最後以250票對169號順利通過。美國總統川普非常支持並且已簽署通過這個法案了。其實在這個全國性的法律通過前，美國已有許多州議會通過了類似的法律，允許病情嚴重、年紀太大或太小，或是居住在遙遠偏鄉的病患，使用未被核准的藥物。

　　根據這個法案，末期病患如果已經嘗試所有合法的治療但是仍未見改善，那麼就可以嘗試使用尚未核准的藥物。不過這些藥物必須先被證實其安全性。美國共和黨眾議員 Michael Burgess 指出，這個法案讓醫師有使用創新療法的自由。另外一位共和黨眾議員 Vern Burchanan 說：「重症病患應該有機會嘗試新的藥物，因為他們所剩的時

間不多。」這個法案的精神讓末期的病人得到生命的第二次機會。

根據科學的判斷所採取的醫療處置，是一種臨床行為而非醫學研究。總之，從個人化醫療的角度來看，有太多的醫療處置決策沒有任何的臨床試驗資訊可作為參考。所以必須根據科學性的因果關係來下決定。畢竟「精準醫學」的目的就是要根據病人的生活型態、環境因素和基因差異，把疾病的診斷作更細膩的區分，再分別給予適當的處置以達到個人化的醫療。

精準醫學教你如何面對癌症化療

　　由於癌症化療藥物的作用機轉是不分青紅皂白地殺死生長中的細胞,而絕大部分的癌細胞是處於生長狀態,因此首當其衝,受到化療的最大傷害。然而,某些正常細胞也是處於生長狀態,譬如毛囊細胞和黏膜上皮細胞。毛囊細胞被殺傷了,於是接受癌症化療的病人掉了頭髮;黏膜上皮細胞被殺傷了,於是出現潰瘍和腹瀉。所以,癌症化學療法除了會殺癌細胞之外,也會傷害正常細胞。這就是為什麼我們治療癌症時,既得到了藥效也同時蒙受副作用原因。

　　以同樣的化療藥品治療相同的癌症,並非每位病人都得到相同的療效,或遭受同等程度的副作用。這是因為化療藥物在細胞內會被許多代謝酵素催化,這些酵素的基因多型性便會影響病患接受化學治療的效果與毒性。這些與

化療有關的基因，在不同人之間有差異所致。這些 DNA 的差異，我們稱為基因多型性。利用基因多型性的特點，我們就有機會挑選療效強而副作用少的化療藥品。這類的藥物基因體學近年來提供了精準醫學非常有用的工具。基本上，我們的目標就是要利用基因多型性的檢測，預測病患接受化學治療的效果與副作用的程度，協助臨床醫師選擇最適合的藥物以達到最佳療效與最低副作用。舉例說明如下：

- 5- **氟尿嘧啶**（5-FU）：5-FU 是尿嘧啶的類似物，常用於治療乳癌、食道癌、胃癌和大腸直腸癌。5-FU 的治療效果和 TYMS 的基因型有關；毒性副作用則和 DPYD 的基因型有關。有臨床研究中發現，大腸直腸癌病患中使用 5-FU 治療而發生毒性副作用者，約有 17-57% 帶有特定的 DPYD 基因型。

- **歐善利鉑**（Oxaliplatin）：為第三代鉑原子衍生的化療藥物，用在治療頭頸部、卵巢、子宮頸、肺和大腸直腸等癌症。歐善利鉑的治療效果和以下的基因型有關：ERCC1、XPD、XRCC1、GSTP。有臨床研究發現 ERCC1 基因型不同造成明顯的不同療效（有效的基因型 61.9% 有療效；而無效的基因型只有 21.4% 有療效）；XPD 基因型不同造成明顯的不

同療效（有效的基因型存活期長達 17.4 個月，而無效的基因型存活期只有 3.3 個月）；XRCC1 基因型不同造成明顯的不同療效（有效的基因型存活期長達 30 個月，而無效的基因型存活期只有 12.6 個月）；GSTP 基因型不同造成明顯的不同療效（有效的基因型存活期長達 24.9 個月，而無效的基因型存活期只有 7.9 個月）。

- **抗癌妥**（irinotecan）：常用於治療食道癌和大腸直腸癌。抗癌妥的毒性副作用和 UGT1A1 基因型有關。美國食品藥物管理局建議 UGT1A1 特定基因型的病患應減少抗癌妥起始劑量。

除了上面提到的趨吉（療效）避凶（副作用）方法外，近年來科學的研究又提供了一個方法，讓我們可以面對癌症化療。

所有的癌細胞，除了癌幹細胞外，都處於生長和複製的模式。這就是為什麼化療藥品可以殺死癌細胞的原因。然而，正常細胞只有在我們攝取營養和卡路里時，才會處在生長和複製的模式。當外界提供的營養和卡路里中斷時，正常的細胞會處於修復的模式。在動物實驗中發現，這種方法能夠提高組織修復的能力，因此可以保護腦部、

心臟、肝臟和腎臟受到缺氧傷害的影響。

處於修復的正常細胞會進入「差異化壓力耐受性」模式，因此能夠抵抗化療造成的傷害。相反地，當外界提供的營養和卡路里中斷時，癌細胞若有 IGF1R、RAS、PI3KCA、AKT 或 PTEN 基因突變的話，並不會進入修復的模式；反而會因為 AKT 和 S6K 活化而進入「差異化壓力敏感性」模式，因此增加化療對癌細胞造成的傷害（圖 4）。

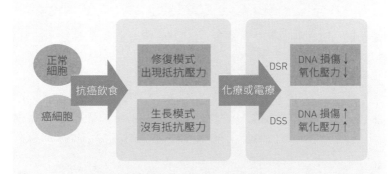

圖 4　在正確的飲食下，正常細胞會進入處於修復模式，癌細胞則會進入生長模式。當兩者進入化療或電療時，正常細胞出現差異化壓力耐受性 (differential stress resistance, DSR)，而癌細胞則出現差異化壓力敏感性 (differential stress sensitization, DSS)。因此正常細胞能夠抵抗化療造成的傷害，而癌細胞則增加化療或電療造成的傷害。

從上述的解釋我們可以了解，當我們採用少量多餐的飲食方式時，體內的細胞就一直處在生長和複製的狀態，沒有機會修復自己。反過來說，**正確的飲食方法可以讓細胞修復獲得健康。這種飲食方法可以減少腫瘤的發生以及在癌症化療中保護正常細胞減少傷害**（更多的資訊請見本書第 6.3 節）。

04 科學只渡有緣人

有健康疑慮的人幾乎都會請教醫師。但是對於醫師的回答卻常常感到困擾，因此會再請教第二位醫師，然而聽完後往往卻更加迷惑。因為同樣的醫療建議有的醫師持保守態度，而有的醫師則強烈推薦，更常常碰到的是，不同的醫師有相反的意見。然而問題不在回答的醫師，而是提問的人有認知上的差距。

基本原則是有多少根據講多少話。完全沒有根據的話叫作謠言，醫師不太可能給予謠言式的答覆。有根據的回答則分成「建議」和「意見」兩種。

- **「建議」建立在充足的證據上。**對於赤裸裸的證據幾乎沒有多少解釋的彈性空間，因此根據證據所形成的建議，通常沒有不同的版本，除非證據造假。醫學上，最強的證據就是臨床試驗的統計結果。
- **「意見」建立在科學或常識的判斷。**醫學上，最強

而有力的科學數據就來自於細胞或動物的實驗。這是因為倫理的限制，科學家很難在人體上進行完整的實驗。

- 「建議」需要保守一點，因為人與人之間的差異可以大到出乎意料之外。如果不保守一點的話，有可能會讓少數差異性偏離常態的人受害。由於醫師對人際間的差異有不同的估計，所以醫療建議通常趨向保守。只有少數的醫師會肯定地給予醫療建議。

- 「意見」既然是建立在判斷，那麼多少都摻有主觀的成份在內。醫療意見多半是醫師個人的看法，因此可預期的是不同的醫師有不同的意見。所以在醫院裡，醫師之間常常開會，討論彼此之間的意見，以集思廣義，免得病人失去最好的選擇。

- 「意見」不是「建議」，因為前者建立在科學判斷，而後者建立在臨床試驗結果。不要因為你不相信某位專家的「意見」就把臨床試驗當藉口，批評它為謠言。對於不同的意見，我們應該反思，查看自己是否思慮不周延而遺漏重要的新知。如果把不同的意見都攻擊為謠言，那麼我們就失去思考的機會了。

- 「謠言」不是意見，更不是建議。因為謠言沒有科學根據，而建議和意見兩者雖然在本質上不相同，但都有所本。

有了以上的認知後，對健康有疑慮的人就不應該要求醫師們會持著相同的保守態度給予醫療建議；也不應該期望醫師們之間的意見是一致的。由於醫療處置應持保守或積極的態度是主觀的選擇，談不上客觀的對錯。因此，保守的人不必批評積極者的意見，積極的人也不必批評保守者的建議。你認為專家的看法有用就採信；你認為是沒用就別理它。

　　對健康有疑慮的人聽完了「建議」或「意見」後，應該自己做最後的決定。自己要做的決定不需要得到別人的肯定，更別奢望醫師會幫你的決定背書。至於如何做決定？基本原則是，對於有安全疑慮的健康或醫療處置，要持保守的態度，以免遭受不可逆的傷害。至於沒有安全疑慮的健康或醫療處置，則不妨積極一點，憑著自己的常識去取捨，以免失去改善的機會。

　　近百年來，醫學觀察和科學研究提供了我們很多改善健康和預防疾病的意見。有些專家的意見具有商業價值而獲得廠商的投資，完成臨床試驗。成功的臨床試驗會納入醫療指引中，作為醫療建議的基礎。不具商業價值的醫學意見，則很難得到臨床試驗的機會，然而不會因此而失去它原有的科學性。「老藥新用」就是一個很好的例子，因為是「老藥」所以安全性無慮，但是又因為有科學基礎，

所以具有「新用」的潛力。不過老藥沒有商業價值，藥廠不會進行臨床試驗。然而，不幸的是，目前的規定就是沒有臨床試驗證實，就無法申請核准新適應症。以下舉大腸直腸癌的治療當例子來說明兩種「老藥新用」。

第一個例子是抗黴菌藥 itraconazole。處於休眠的癌細胞有較高的抗藥性，這些細胞在癌症治療中不太容易被消滅。因此化療藥物把生長活躍的細胞殺死後，留下的就是處於休眠的癌細胞。這就是為什麼癌症病人接受治療後癌症會復發的原因。2018 年，英國學者 Simon Buczacki 發現，抑制黴菌的藥 itraconazole 誰能殺死休眠中的大腸直腸癌細胞。itraconazole 的副作用小而且可以掌控，有什麼理由不利用這個方法增加療效？

第二個例子是老到不行的藥阿斯匹靈。2012 年《新英格蘭醫學期刊》有一篇論文指出，帶有 PI3K 基因突變的大腸直腸癌，病人定期服用阿斯匹靈能夠改善存活率。相反地，不帶有 PI3K 基因突變的大腸直腸癌病人服用阿斯匹靈這無此療效。這個發現提醒我們思考：大腸直腸癌的病人是否該去檢驗 PI3K 基因突變？若有的話，是否該定期服用阿斯匹靈？想想看，PI3K 基因檢驗並不昂貴，阿斯匹靈的副作用小而且可以掌控，有什麼理由不利用這個方法增加存活率？

第三個例子更是老到不能稱為藥品的維他命 C。在這裡先說一個很經典的歷史。故事是這樣子的，1974 年蘇格蘭的外科醫師伊萬・卡麥隆用高劑量（每天 10 公克）的維他命 C 以靜脈注射的方式給於晚期癌症病人，得到令人鼓舞的結果，因為 50 名病人中有五位得到腫瘤緩解。卡麥隆醫師接著和諾貝爾得獎者萊納斯・鮑林合作，於 1976 年和 1978 年發表論文指出靜脈注射高劑量的維他命 C 能夠延長末期癌症病人的生命，從平均存活期 50 天延長到超過 200 天。這個研究觀察因為不是隨機取樣，所以受到其他醫師的挑戰。著名的梅約診所進行了兩個臨床試驗，用高劑量的維他命 C 以口服的方式給於晚期癌症病人，結果發現維他命 C 無助於改善疾病進展或存活期。梅約診所的臨床試驗研究報告於 1979 年和 1985 年刊登在著名的《新英格蘭醫學期刊》後，維他命 C 就從此被打入地獄。任何人提到維他命 C 的療效都被醫界嗤之以鼻。

在醫學界裡，學生聽老師說，老師聽前輩說，大家都在聽別人說維他命 C 沒有用。但就是沒有人在圖書館裡面查證資料。1996 年美國國家研究院就發現，每天口服 200-400 毫克就達到血中最高濃度了。所以梅約診所的臨床試驗中使用口服高劑量的維他命 C，是無法複製鮑林等人之靜脈注射研究的。

現在我們回來講大腸直腸癌的老藥新用 —— 維他命 C。大約 40% 的大腸直腸癌有 KRAS 基因突變。突變的 KRAS 蛋白質掛在細胞膜上，持續地送出訊息讓細胞不斷地複製。2016 年西班牙的科學家發現，維他命 C 可以讓 KRAS 蛋白質從細胞膜上脫離，因而阻斷細胞複製的訊息。如此維他命 C 可以中斷大腸直腸癌細胞的瓦氏效應（更多的資訊請見本書第 6.5 節）。

維他命 C 的功能不是大腸直腸癌專有的，中國上海的研究團隊於 2018 年發表肝癌術後的研究，他們發現術後每天靜脈注射兩公克的維他命 C 能夠殺死癌症幹細胞。

這些老藥和維他命便宜到不行而且安全性無慮，為什麼大家還會錯過？理由很簡單：(1) 沒有藥廠願意投資老藥的臨床試驗。沒有臨床試驗數據的證實，就拿不到新用的適應症，當然也不會被列入治療的指引中。(2) 幾乎沒有醫師會建議病人使用不列入指引中的藥物或適應症之外的藥物。(3) 很少醫師會給予病人醫療建議之外的意見。(4) 病人即便有幸聽到醫療建議之外的意見，也常會去詢問第二位醫師的看法，甚至希望得到第二位醫師的背書。然而第二位醫師常常會回答說：「這是沒有臨床試驗證實說法」。於是鬼打牆又回到上述第 (1) 個階段。

除了「老藥新用」之外，還有另外一個常常被保守派醫師嗤之以鼻的就是「增強免疫力」。尤其是對癌症的免疫力，更是被斥為天方夜譚（見本書第 5.4 節，癌症能夠逆轉嗎？）。在這裡我們就用這個當例子來說明。

　　近年來生物科技成功地研發了癌症免疫療法藥物：CTLA-4 抑制劑和 PD-1 抑制劑。這些抑制劑能夠縮小腫瘤並且延長病人的生命，有時長達數年。然而，只有一小部分的病人得到這般療效。例如接受 CTLA-4 抑制劑治療的黑色素瘤病人中，大約只有 20% 的病人可延長性命。研究者一直都不知道，什麼因素可區別這有效的 20% 病人和無療效的 80% 病人。

　　雖然真正的原因目前還未完全了解，但是最近的研究指出，很可能是因為這些病人腸道菌叢影響之故。研究人員比較免疫療法有效和無效的病人，將兩者的糞便分別注入無菌的老鼠腸道內，然後比較這兩類的老鼠對於 PD-1 抑制劑治療的反應。結果發現，接受「療效良好病人之糞便」的老鼠，對 PD-1 抑制劑的治療也較有反應。2017 年德州大學安德森癌症中心的科學家 Warhol 等人觀察到對 PD-1 抑制劑有反應的黑色素瘤患者其腸道菌叢較廣泛，而且還有特殊的菌種，例如普拉梭菌。

研究人員發現 PD-1 抑制劑對於無腸道細菌之罹癌老鼠的療效不佳。而原先對於 PD-1 抑制劑沒有反應的罹癌老鼠，經過餵食艾克曼嗜黏蛋白菌後，會出現療效。法國科學家 Zitvogel 等人發現擬桿菌及伯克氏菌和抗腫瘤藥效有關。芝加哥大學的研究者也發現餵食含有雙岐桿菌的益生菌可以增加檢查哨抑制劑的抗癌藥效。目前發現對癌症免疫療法有益的菌種包括梭菌、瘤胃球菌、艾克曼嗜黏蛋白菌、脆弱類桿菌、雙歧桿菌、擬桿菌、和疣微菌。

　　人類的腸道中有 30 兆個細菌，這個細菌族群就叫做腸道菌叢（gut microbiome）。這些細菌基本上有益於營養的吸收和對抗病菌。由上述的科學觀察來看，顯然腸道菌叢也會影響人體的免疫力，其中一個就是對癌症的免疫力。這些發現顯示益生菌可以提高強化免疫療法，但是目前各國的衛生主管機關並未核准癌症病人使用益生菌。在這種情況下，少用抗生素以避免誤殺益生菌，或許是另一種變通的辦法。 2018 年，法國科學家 Zitvogel 等人觀察到 249 位罹患肺癌、腎癌、和膀胱癌的病人，這些病人因為某種理由在使用 PD-1 抑制劑之前或之後也使用的抗生素。研究發現，病人若在使用癌症免疫療法前或免疫療法不久後就接受抗生素的治療，那麼會有較早的癌症復發或者是較短的存活期。Zitvogel 認為，單單只是在使用 PD-1

抑制劑時避免使用抗生素，就可以讓療效從 25% 增加到
40%。

如果病人有幸碰到醫師能夠且願意提供醫學新知，而
且病人願意自己決定來把握這個改善的機會，那麼就有多
一份機會使用多年來累積的醫學觀察和科學研究成果。相
反地，對於只有科學根據而無臨床試驗為依據的意見，如
果還有人想要找醫師來背書，那麼真的是，科學只渡有緣
人了。

05 預防甚於治療

「必須先罹病才能被治療」，這個原則對醫療資源的分配是有效的。所以常規醫療關心的對象必然會限縮於已罹患疾病的人，而非健康者或無明顯之罹病跡象者。換句話說，「預防甚於治療」在常規醫療下多半流於空談。所以除了少數情況（例如注射疫苗、預防性闌尾切除、赴熱帶叢林前預先投藥⋯⋯），常規醫療通常不會給予健康人醫療處置的。

對於疾病的治療，醫界有一定的共識標準。此共識標準是根據「隨機臨床試驗」的實證醫學所建立的。因此，不管病人問哪位醫師，只要是嚴謹的「醫療建議」，答案基本上是一致的。由於絕大多數的「隨機臨床試驗」都放在「治療」而非「預防」疾病上，因此幾乎所有的「預防意見」都沒有被臨床試驗證實過。所以除了少數有臨床試驗證實的預防醫學，常規醫療通常不會給予健康人醫療處

置的。

在這裡我們就用一個常常被保守派醫師嗤之以鼻的「增強免疫力」來說明 A 型流感預防。尤其是以改變飲食的方式增強免疫力，更是被斥為天方夜譚。不過，肺炎是 2019 年全國第三大死因，所以我們還是要向讀者說明。希望能因此減少病毒性肺炎。

對於細菌性肺炎我們可以使用抗生素治療，但是對於病毒性肺炎，基本上除了用疫苗來預防之外，我們是束手無策。人體在正常情況下就有淋巴球細胞駐守在各處的組織，譬如皮膚、腸道和呼吸道。這些常駐於組織內的淋巴球細胞叫作 $\gamma\delta$-T 細胞。它們和血液中循環的 T 細胞不一樣，負責的工作是第一線的保護。也就是說當病原體進入我們身體後，這些細胞能夠立即的反應，並不需要過去的記憶。

2019 年 11 月，耶魯大學的研究人員發現，在老鼠的鼻腔中注入一億個 A 型流感病毒，4 天後這些老鼠（總共七隻老鼠）全部死光光。但是，如果老鼠以某種飲食方法飼養七天後再感染同等劑量的 A 型流感病毒，結果一個星期後，十隻老鼠中還有一半的老鼠活著。顯然用該種飲食飼養老鼠能夠改善老鼠的免疫力。研究人員還發現，在

感染後的第三天檢驗支氣管肺泡灌洗液，發現以該種飲食方法飼養的老鼠有較低的病毒量，以及較高的 $\gamma\delta$-T 細胞數目。在感染後的四天內，每天檢驗血中氧氣濃度的濃度，也發現以這種方法飼養的老鼠有較好的血中氧飽和度。這是一個科學的證據，證明飲食可以增加免疫力抵抗病毒的感染。

近年來，生物科技的發展帶來醫療的進步。**透過科學上的了解而排除病因的發生，那麼我們就可以達到一級預防。**透過高科技（例如 DNA 和 RNA）的分析，我們可以偵測到非常初期的疾病。如果這個時候給予有效的醫療干預，就可以達到二級預防了。在這種情況下，預防意見的基礎就是建立在「科學性」和「安全性」上。只要預防措施有科學上的依據而且是安全的，那麼就可以提供給詢問者參考。

因為多年來醫學研究重治療而輕預防，所以對於疾病的預防，幾乎是從有限的科研資料中推演而得的。由於每位醫師各有所參考，當然會有不同的意見。也因此，當健康者詢問不同的醫師時，得到的「預防意見」經常是不一致的。我們若以「醫療建議」的規格要求「預防意見」，那麼醫師將無「經臨床試驗證實的」意見可提供給健康的詢問者。在這種情況下，我們反而讓江湖術士有妖言惑眾

精準醫學：早期預防癌症，破解基因迷思對症下藥

的舞台。如此,正規的醫療體系能不受到侵蝕嗎?我們如果還相信「預防勝於治療」的話,那麼就讓想要「預防」的健康人得到合理的「醫療意見」。這並不影響需要「治療」的病人得到嚴謹的「醫療建議」。更何況目前資訊的公開與傳達的速度已經讓民眾可以直接觸及醫學新知。當醫學新知的提供者與接受者之間沒有障礙的時候,科學就可以普渡眾生。只要雙方的公約數是科學,臨床醫師就不再是不可或缺的媒介。

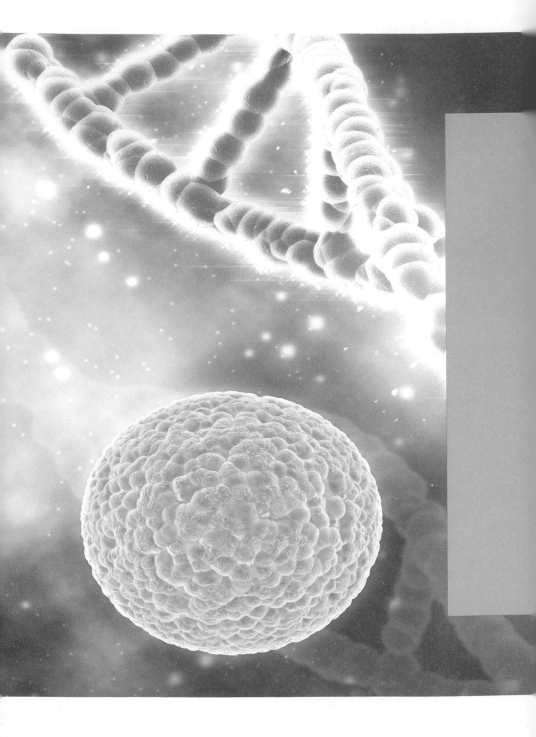

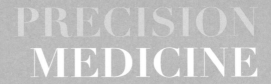

PRECISION
MEDICINE

第 **4** 章

常見疾病的
常見根源

近年來糖尿病和心血管疾病等慢性病的發生率越來越高。專家學者與社會大眾都普遍地認為這是文明進步帶來的副作用，而把這類的疾病統稱為文明病（civilized illness）。這些文明病降低我們的健康水準，以致於當我們碰到其他疾病挑戰的時候，容易讓病情變得嚴重。我們就以 2020 年全世界大流行的新冠肺炎來當例子說明好了。

有研究指出，在紐約住院的 1,150 位新冠肺炎病人中，有 22% 為嚴重的病人。這些病情嚴重的患者中，有 82% 已罹患至少一種慢性病。其中最常見的慢性病是高血壓（63%）、糖尿病（36%）和慢性心臟病（19%）。這項分析不把肥胖歸入慢性病，但是統計起來，病情嚴重的患者中竟有 46% 為肥胖者。以上研究分析報告於 2020 年 5 月刊登在《刺絡針》。

從這項觀察研究我們可以清楚地知道，這些常見的慢性病不只本身是個醫學問題，它還會削弱我們的健康，以致於讓我們無法因應其他疾病的攻擊。**精準醫學的特色就是從許多可能的病因中釐清出根本原因（root cause），再評估個人在此根本原因上的風險程度。如此則可依個人風險的高低擬訂個人化的預防之道。**我們在本章節中就以常見的疾病如心血管疾病、代謝症候群、糖尿病和失智症當例子來說明。經過抽絲剝繭後可以找到共同的根本原因，

再提出風險評估的方法，以及因應方法，來落實個人化的
醫療。

血脂異常和梅納反應

　　高血壓、高血脂和高血糖，這三項是獨立的事件還是互相關聯？如果有關聯那麼這三者中誰是源頭？

　　我們先來看一下高血脂到底指的是什麼？血脂的主要成分為三酸甘油酯和載脂蛋白。膽固醇是細胞膜的重要成分，也是荷爾蒙的建構材料；三酸甘油酯（Triglyceride，TG）則是能量的來源。膽固醇、三酸甘油酯和載脂蛋白以各種不同的形式結合，包括如下：

- 乳糜（chylomicrons）
- 極低密度脂蛋白（簡稱 VLDL）
- 低密度脂蛋白（簡稱 LDL）
- 中間密度脂蛋白（簡稱 IDL）
- 高密度脂蛋白（簡稱 HDL）

　　低密度脂蛋白裡的膽固醇、高密度脂蛋白裡的膽固醇、

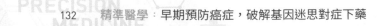

直接測量到的空腹總膽固醇（Total Cholesterol，TC），以及三酸甘油酯之間有如下之關係：LDL = TC －（TG÷5）－ HDL。這個公式的成立條件必須是 TG ＜ 400 mg/dL。

要注意的是，即使是在健康無病的情況下，血中總膽固醇每天之間的差異可達 10%，而三酸甘油酯則可達 25%。還需要注意的是，雖然總膽固醇和高密度脂蛋白膽固醇可在非空腹的情況下測量，但飲食會增加三酸甘油酯的數值。所以，大部分的病人還是應該在空腹的情況下測量以便得到最正確的結果。此外，由於在發炎的情況下，總膽固醇的數值會下降，而三酸甘油酯的數值會上升；因此血脂必須在急性疾病（例如急性心肌梗塞）退去後測量才有意義。不過血脂在急性心肌梗塞發生的 24 小時內測量還是可靠的。

在正確的測量方法下，血脂的正常數值如下：

- 三酸甘油酯 ＜ 150 mg/dL
- 總膽固醇 ＜ 200 mg/dL
- 低密度脂蛋白膽固醇（LDL-C）＜ 130 mg/dL
- 高密度脂蛋白膽固醇（HDL-C）＞ 60 mg/dL；男性 ＞ 40 mg/dL、女性 ＞ 50 mg/dL

國民健康署把高血脂定義為總膽固醇 ≧ 240mg/dL 或三酸甘油酯 ≧ 200mg/dL。根據這個定義，國民健康署統計台灣的高血脂發生率為 2.04%，男性為 2.12%，女性為 1.97%。而且無論男女，高血脂發生率都隨著年齡而增加。總膽固醇 ≧ 240mg/dL 的人罹患心臟病的風險比正常值者增加兩倍；介乎於 200 － 240 mg/dL 之間的數值則稱為邊緣性過高（borderline-high）。

HDL-C 是好的膽固醇，因為它能減少動脈管壁膽固醇的沉積。如果 HDL-C 太低的話（低於 40 mg/dL），會增加罹患心臟病的風險。由於總膽固醇的量包括 HDL-C，因此當我們看到總膽固醇升高的時候，可以是因為好的膽固醇升高所造成的。所以「高血脂症」這個詞不能精確地指出健康不良。如果血脂情況不佳的話，還是用「血脂異常（dyslipidemia）」這個詞比較能精確地描述臨床意義。

LDL-C 被認為是壞的膽固醇，因為 LDL-C 能夠黏附在動脈血管壁上，被內皮細胞吞噬而卡在血管壁上，造成動脈粥樣硬化。不過，LDL 並不是只有一種。LDL 依大小可分為七種，較大的兩種會被肝臟回收重複使用，然而較小的五種 LDL 不會被肝臟回收，只好留在血液中到處循環，最後黏附在動脈血管壁上。

精準醫學：早期預防癌症，破解基因迷思對症下藥

由於有兩種好的 LDL 和五種壞的 LDL，所以我們不能因為看到 LDL 總量升高就說不好。這個道理就像是我們先前提到的，總膽固醇升高可以是來自於好的膽固醇（HDL-C）。所以不能夠說總膽固醇升高是不健康的。重複再說一次，LDL 數值高可以是因為壞的（五種比較小的）LDL 升高，也可以是好的（兩種比較大的）LDL 升高。所以我們不必被 LDL 的總數值所困擾，除非我們用電泳方法區分大小不同的 LDL。

令人好奇的是那五種小的 LDL 是怎麼來的？簡單地說，就是被氧化而壞掉的 LDL。「被氧化的低密度脂蛋白（oxLDL）」沉積在血管內壁，會引起管徑狹窄、沉積物剝落、血管壁破損，甚至動脈阻塞。這樣容易發生高血壓、心肌梗塞或腦中風。

大家有沒有注意到，專門用來出租的公寓，通常室內的牆壁是漆什麼顏色？不會漆白色吧！那太容易髒了。通常都是漆上帶點暗黃的白色，因為這種顏色可以掩飾室內的灰塵。這種顏色稱為骨色（bone white），是 19 世紀初發明的顏色。大家回想一下，在影片裡面看到的骨頭顏色不都是有點暗黃色嗎？這個顏色並非是因為骨頭沾到泥巴弄髒的關係。因為骨頭的顏色本來就不是白的，而是帶點略黃的顏色。

骨色的來源是因為骨頭裡的蛋白質和血中的葡萄糖（血糖）反應所造成的。講的專業一點，那就是梅納反應所產生的顏色；用庶民的語言說，就是烤肉時產生的顏色。詳細的說，蛋白質在華氏 375 度烘焙，可以讓蛋白質中的賴氨酸和葡萄糖快速地（大約 1 小時）結合產生糖化蛋白，讓烤肉呈現棕黃色。同樣地，骨頭裡的蛋白質和血糖也可以在體溫約 37 度的情況下，慢慢地反應幾年後產生微微的黃色。

　　上述的梅納反應也可以出現在其他情況。譬如說，紅血球裡的血紅素既然是蛋白質，那就會和血中的葡萄糖發生糖化反應，產生的東西就叫做糖化血色素（HbA1c）。可想而知，血糖越高產生的糖化血色素就越高。高血糖的人其糖化血色素（HbA1c）值大約為 5.7-6.4%。由於紅血球壽命約 120 天，所以即便血糖值降到正常了，還是要等上一大段時間，糖化血色素才能會回復到正常值。所以糖化血色素可以反應最近三個月血糖的情況。同樣的，血液中的白蛋白（albumin）也能被糖化成為糖化白蛋白（GA）。白蛋白的半衰期是 12-19 天，它反映的是最近 2-4 週的血糖情況。目前糖化血色素和糖化白蛋白都被醫師用來監控糖尿病的治療情況。

現在話說回來，LDL 是怎麼壞掉的？維也納大學的研究者於 2000 年發現，被糖化的 LDL 也比較容易氧化，所以氧化的 LDL 和血糖的關係就極為密切了。由此看來，三高中的高血脂和高血糖是有關聯的，而且在疾病發展過程中，高血糖顯然位於高血脂的上游。

02 誰是三高之首？

　　如果以服藥治療的急迫性而言，毫無疑問地，高血壓是三高之中最需要被立即治療的。高血壓的病因很多，血糖也是其中之一嗎？

- 一項統合研究分析 12 個研究案，超過 40 萬參與者的分析報告指出，含糖飲料會明顯地增加血壓。更明確的說，每天喝超過 12 盎司含糖飲料可增加至少 6% 的高血壓風險，而且在一年半後可增加收縮壓至少 1.8 mmHg。

- 另一項統合性的研究指出，攝取高糖食物（蔗糖佔 1/3 的熱量）達 8 星期以上，可顯著地增加收縮壓（6.9 mmHg）和舒張壓（5.6 mmHg）。如果在統合性的研究中排除掉糖業贊助的研究，那麼血壓的增加會更加地明顯，收縮壓可增加 7.6 mmHg、舒張壓可增加 6.1 mmHg。

PRECISION MEDICINE

- 我們都知道長期的高血糖會導致胰島素抗性（詳細原因於下文解釋）。這就不難理解有研究指出，約 50%-80% 的高血壓患者有高胰島素血症或胰島素抗性；相反地，血壓正常者中只有 10%-25% 有高胰島素血症或胰島素抗性。

顯然在疾病發展過程中，高血糖也是位於高血壓的上游。綜合以上論述可知，高血糖可引起高血脂和高血壓。顯然，三高之首就是高血糖了。既然如此，那麼高血糖對心血管的影響就可想而知。

2010 年《新英格蘭醫學期刊》刊登一篇研究報告指出，糖化血色素每提高 1% 會增加心血管疾病風險 18%，而且這是獨立於已知的心血管疾病風險因子。和每天攝取的蔗糖不到 10% 總卡路里的人比起來，那些每天攝取蔗糖量佔總卡路里 10% 到 24.9% 的人，其死於心血管疾病的風險會增加 30%。如果攝取蔗糖量佔總卡路里的 25% 以上的話，風險幾乎增加到 3 倍。為什麼高血糖對心血管疾病有這麼大的風險？科學家提出許多的解釋，其中最發人深省的理論是澳洲的科學家於 2012 年提出的「血糖的記憶（glycemic memory）」。基本上，高血糖會持續地增加氧自由基的產生，引起血管的發炎和血管內皮細胞的凋亡。

所以即便血糖恢復正常了，這些一連串的反應還是會持續進行下去，因此稱為血糖的記憶。

血糖對心血管的影響不容忽視，因為衛福部公布 2018年國人死因統計，第二名為心臟病，第四名為腦血管疾病，第八名為高血壓性疾病。三者合併計算，大約每 4 位死亡人口中，就有一位是死於這類心血管疾病。

STEP

03 果糖對健康好嗎？

　　根據代謝症候群的診斷條件：高血糖、高血壓、過高的三酸甘油酯、過低的 HDL-C 和肥胖（腹圍太大）。以上五項條件中出現任何三項就可以診斷有代謝症候群了。由此看來，不禁令人懷疑高血糖是否為代謝症候群的根源？

　　血糖提供能量給身體所有細胞。當血糖太低時，腦細胞的能源就會不夠，我們可能會因而昏倒。所以在身體健康的情況下，血糖會在許多荷爾蒙的交互作用下維持在一定的範圍內。這是正常生理的一種「恆穩狀態（homeostasis）」現象。所以，健康人即便是空腹時，血糖還是可以維持在 40-70 mg/dL 以上（嬰兒和成人的值不同，健康人和糖尿病的人也不同）。

　　血糖的來源就是食物中的碳水化合物。在健康的情況下，食物讓血糖升高，血糖升高會刺激胰島素的分泌。胰島素讓血中的葡萄糖會進入我們細胞裡作為能量的來源。

血糖雖然非常重要，但是當來自食物的葡萄糖供應超出身體所需時，多餘的糖分就會以肝糖的方式儲存起來；如果肝糖已經儲存滿了，那麼葡萄糖就會被用來製造脂肪酸。此外，胰島素升高時也會使血中的葡萄糖會進入脂肪細胞裡面變成甘油。同時，胰島素也會阻止脂肪酸成為能量的來源。甘油和脂肪酸在細胞結合成為三酸甘油酯，形成油滴，讓脂肪細胞變大。所以吃甜食容易讓我們變胖。

科學家根據食物對血糖的影響打分數，此分數謂之食物的升糖指數（glycemic Index）。這個指數從 0 到 100，例如：水 0 分、果糖 25 分、蜂蜜 50 分、蔗糖 65 分、葡萄糖 100 分。我們可以看到常吃的食物分數如下：花椰菜 10 分、菇類 10 分、牛奶 30 分、白飯 38 分、蘋果 38 分、白吐司 49 分、胡蘿蔔 49 分、香蕉 56 分、冰淇淋 60 分、鳳梨 66 分、西瓜 72 分。這個可以讓大家在吃東西的時候有參考的依據。從這些分數，我們可以看到蔗糖（砂糖）的升糖指數為 65 分，而果糖的升糖指數只有 25 分。如果我們要避免血糖過高的話，是否甜品應該多用果糖而少用砂糖？基於這個想法再加上果糖來自於水果、蜂蜜等被認為是天然的食物，所以長期以來大家都認為果糖是健康的食品。正因如此，果糖市場很大，食品業推出了「高果糖漿」，裡面含有 55% 的果糖和 45% 的葡萄糖。

但是果糖真的對健康比較好嗎？葡萄糖可以被全身的細胞利用，但是果糖幾乎只能被肝臟利用。所以吃進去的果糖全部進入肝臟細胞。蔗糖是一種雙醣，它分解後一半變成葡萄糖，另外一半變成果糖。所以當我們吃等量的蔗糖和果糖時，蔗糖造成的肝臟負荷就少很多了。由於澱粉是由葡萄糖所構成的，因此澱粉被分解後的產物（葡萄糖）可以被全身細胞所利用，所以澱粉對肝臟的負荷最小。

果糖對肝臟造成負擔會怎樣？簡單地說，有兩大影響：

(1) **出現尿酸升高**。2018 年紐西蘭有一個小型的隨機臨床試驗證明，攝取含有果糖的食物（即便是吃蘋果或喝蘋果汁）30 分鐘後，即可看到血中尿酸升高。這對痛風的人而言不是個好消息。果糖使尿酸升高的原理，早在 1993 年就被倫敦大學的生化學家解釋得很清楚。簡單地說，因為果糖在肝臟代謝中極為耗能，迫使以下的反應發生：三磷酸腺苷→腺苷酸→肌苷酸→肌苷→尿酸。此外，腺苷酸不足也會刺激嘌呤核苷酸代謝，增加肌苷酸的提供。

(2) **出現胰島素抗性**。飲食中的果糖進入肝臟會轉變為脂肪累積在肝細胞裡，在這過程中果糖的代謝物會活化兩個基因，而使得肝細胞出現胰島素抗性，這會導致一連

串的生理病理變化，包括肝臟會出現脂肪肝。此外，三酸甘油酯會持續地釋出到血液中使血脂異常；而且肝臟持續地釋出葡萄糖到血液中而使血糖升高。最終導致代謝症候群。

根據美國的統計，在第二次世界大戰前每人每天消耗果糖約 24 公克；到了 1970 年的時候升高到了每天約 37 公克；到了九〇年代更高到每天約 55 公克。至於現在，青少年每天果糖的消耗量超過 70 公克，這差不多占每天卡路里的 12%。甚至大約有二成的青少年，每天攝取的卡路里有超過 25% 來自於果糖。美國的情況很糟糕，但是台灣在果糖的消耗上也不遑多讓，看看市面上販售的手搖飲料市場有多大，我們就知道情況不妙。目前估計，華人大約有 1/4 的人罹患代謝症候群；美國大約有 1/3 的人罹患代謝症候群。代謝症候群因為和第二型糖尿病以及心血管疾病的關係密切，因此引起醫學界的重視。

血糖正常值的上限是 100 mg/dL。吃完東西後血糖會迅速的升高，但是也會很快地下來。這是因為當胰島素對細胞的作用正常時，胰島素會使葡萄糖進入細胞而使血糖降低。講得學術一點，胰島素可促使葡萄糖穿入細胞，在肝臟和骨骼肌形成肝醣，並可同時抑制肝臟製造葡萄醣。攝食後引起的生理性高血糖可以很快地恢復正常，這個現

精準醫學：早期預防癌症，破解基因迷思對症下藥

象也是一種「恆穩狀態」。

　　攝取高升糖指數食物容易增加血糖值，然而只要胰島素的功能和分泌量正常，飲食所導致一時性的血糖值升高是正常的生理反應。空腹血糖值必須是經常性的過高才謂之病理性的高血糖。當高血糖造成明顯的血管傷害時，就進入糖尿病階段了。上述的階段可以簡單地用空腹血糖值來區分：血糖值在 100 mg/dL 以下是正常的；超過 100 mg/dL 就稱為高血糖；超過 126 mg/dL 以上就有糖尿病了。不過我們要了解，這種分法其實是武斷地把連續性的生理病理光譜切成三段：正常→高血糖→糖尿病。所以它們之間的界線是人為的，尤其是正常血糖和高血糖之間的分界線更是如此。日常生活中血糖常是起起伏伏的，因此測得的數值在正常和高血糖分界線兩邊徘徊，並不令人意外。也因此，本書不特別對「高升糖指數食物（如蔗糖）」和「高血糖情況」做刻意的區分。

　　如果血糖值居高不下，而且長時間如此的話，一定是有某種潛在的病因存在。這種病理性高血糖最常是因為胰島素抗性所致。在這種情況下，葡萄糖進入肌肉細胞的量就會減少，而肝臟則會增加葡萄醣的製造。這兩者一起就會讓血糖持續地升高。如果胰島細胞功能正常的話，就會增加胰島素的分泌來抵消胰島素抗性的結果，於是就出現

高胰島素血症。高血糖但不到 126 mg/dL 的程度，我們稱之為糖尿病前期（pre-diabetes）。這是因為糖尿病前期的人有 70% 會發展成真正的糖尿病。一項華人的調查發現，90% 以上糖尿病前期的人在 20 年中會出現糖尿病。第二型糖尿病的病因是持續性的高血糖加上胰島素抗性和胰島素分泌不足。

有研究指出每天攝取增加的 150 千卡熱量，如果完全來自於蔗糖的話，那麼罹患糖尿病的風險會增加 11 倍。專家學者們認為攝取太多含糖的食物會增加約 44% 的代謝症候群和肥胖的盛行率，以及增加約 26% 的糖尿病風險。

糖尿病的可怕，是在於罹患初期通常症狀並不明顯，以致一般人不易察覺，而當疾病被診斷出來時，患者常已有併發症了。國民健康署統計，國內約有 200 多萬人罹患糖尿病，而且每年以 25,000 名的速度增加。在台灣幾乎每 10 人就有 1 人罹患糖尿病；20 歲以上的人，有 13% 罹患糖尿病，尤其 65 歲以上男性最為常見，將近每 4 人就有 1 人有糖尿病。全世界有 4 億 2 千 2 百萬成年人得到糖尿病。更詳細的說，全球糖尿病的盛行率在成年男性為 9%，在成年女性則為 7.9%。

根據衛福部公布 2018 年國人死因統計，第五名為糖

PRECISION MEDICINE

尿病。糖尿病患者的死亡率持續攀升，平均每小時有 1.2 人因糖尿病死亡；而全球每年死於糖尿病的人口約 1.7-5.2%，多達三百萬人以上，平均每分鐘就有六個人死於糖尿病。腎臟、血管、眼睛和神經的長期併發症是糖尿病的主要死因。除了高死亡率外，糖尿病也是很折磨活人。糖尿病最常見的併發症包括心肌梗塞、腦中風、腿部壞疽和腎機能不足等。糖尿病也是末期腎臟病、非創傷性下肢截肢和成人失明的首要病因。很多讀者不知道的是糖尿病也和失智有關，有些專家甚至把阿茲海默症稱為第三型糖尿病。

04 阿茲海默症大解析

美國科學家於 2013 年在《新英格蘭醫學期刊》發表了一篇研究報告，他們追蹤 2,067 位無失智問題的人長達 6.8 年後發現，高血糖的人比正常血糖（100 mg/dL）的人有較高的風險罹患失智。而且血糖值愈高（從 105 mg/dL 到 115 mg/dL），失智的風險就愈高。

為什麼高血糖會導致失智？科學家們提出好幾種解釋，不過基本上都是腦細胞的血糖供應不良所致。以下稍舉三個說法：

原因之一就是上述的糖化作用。簡單地說，所有被糖化的物質都統稱為糖化終產物（advanced glycation end products，AGE）。AGE 不是好東西，它會對身體產生許多的傷害，例如引起發炎反應、阻斷血管內皮細胞產生一氧化氮而使血管無法擴張，以及增加胰島素抗性。這些作用都會使得腦細胞的血糖供應不良，導致阿茲海默病的發

生。2005 年德國和澳洲的研究者在阿茲海默病患者的大腦組織中，的確發現 AGE 出現在病變的地方。同年，美國紐約哥倫比亞大學的研究者也發現，AGE 能夠引起腦部的氧化壓力、發炎及血管病變。

原因之二就是基因型所造成的代謝不同。有特殊基因型的人會影響腦細胞對葡萄糖的利用。這種基因性的人會因為血糖的利用不足，而使得腦細胞相對地缺乏能量供給，因而受到傷害。基因型是由遺傳所決定的，因此阿茲海默病會有遺傳的傾向。

原因之三就是胰島素無法自由進出腦部所造成的。胰島素是由胰臟所分泌的，它必須通過血腦屏障才能進入腦部。這個過程是由血腦屏障中特定的輸送子（transporter）所控制的。一般而言，當胰島素升高時，通過輸送子進入腦部的胰島素當然也跟著升高。然而，當胰島素長期升高時，血腦屏障的輸送子卻反而會減少，這是一種「恆穩狀態」的現象。在這種情況下，進入腦部的胰島素當然會跟著減少。從這個角度來看，長期高血糖的人（胰島素也長期升高）如果血糖突然趨近正常時，腦部低量的胰島素就不足以讓腦細胞得到足夠的血糖供應了。

阿茲海默症（Alzheimer's disease）**是一種隨著年齡**

增長而持續退化的神經性疾病。隨著全球人口老齡化，發病率亦隨之增加。估計 85 歲以上的人約有一半罹患阿茲海默症。阿茲海默症的診斷正確率大約為 90%。確診需於死後屍體解剖證實。阿茲海默症的經典標記是大腦組織中有 β 澱粉樣斑塊。阿茲海默症是最常見的認知障礙症，侵犯腦神經細胞造成記憶的喪失、思考和語言能力的退步以及行為的改變。症狀包括：記憶喪失干擾日常生活、難以解決問題、失去時間和空間感、無法和人溝通或了解別人的意思；此外，還難以處理日常例行事情如洗澡、刷牙、穿衣，以及感受體內的感覺如尿意和牙痛。精神方面的症狀還包括憂鬱、人格改變、躁動、幻覺。阿茲海默症是導致老年人死亡的主要原因之一。

阿茲海默症基本上可以用年齡（以 65 歲當作分界點）來分為兩大類：**第一類是早發型的阿茲海默症，發病年齡通常在 65 歲前，這種病患約佔** < 10%。早發型的阿茲海默症幾乎有一半的病例是因為 APP、PS1 或 PS2 基因出現突變所致。其中 PS1 基因突變佔大多數。這三種基因的突變都是顯性遺傳。要知道自己是否會罹患早發型的阿茲海默症其實很簡單，只需要透過精準醫學檢驗來看看這三個基因是否有突變答案就出來了。

第二類是晚發型的阿茲海默症，發病年齡通常在 65

歲後，這種病患約佔 > 90%。**晚發型阿茲海默症的病因中有相當高的比例是後天因素**。晚發型的阿茲海默症原因除了高血糖（上述已說明）外，還有五種病因如下。這些病因中比較難捉摸的是與荷爾蒙有關的腦細胞萎縮。其他的病因比較能避免，例如外傷和毒素。

- 腦細胞萎縮：與此有關的荷爾蒙包括甲狀腺素、孕烯醇酮、黃體素、雌激素、睪固酮、和維他命 D。
- 頭部外傷。
- 毒素：會導致失智的毒素包括重金屬（汞、鎘、銅）、環境荷爾蒙（雙酚 A）、霉菌毒素（菌毒素、赭麴黴毒素、黃麴毒素、膠黴毒素）、有機毒素（二氯二苯基二氯乙烯）。
- 病源體。
- 腦中風。

在上個世紀八〇年代就有人認為阿茲海默症與感染有關，但是這個「病源體假說（pathogen hypothesis）」到最近幾年才受到重視。這個理論認為病源體（例如單純疱疹）進入血液後，經過腦血屏障侵入大腦，然後導致 β 澱粉樣斑塊的沉積，最終造成神經退化。估計 50 歲以上的人約 70% 感染過口腔單純疱疹。此病毒在一般情況下潛

伏在周圍神經組織，而在宿主壓力大、生病或疲勞時變得活躍。β 澱粉樣斑塊中可偵測到高濃度的單純疱疹病毒蛋白，證明此病毒和阿茲海默病的發生有關。

研究發現阿茲海默症的病人有較高的比例經歷過以下的感染：疱疹病毒或細菌感染引起肺炎、梅毒和萊姆病。更為常見的是，科學家在阿茲海默病人的大腦組織中發現多種口腔致病菌的 DNA。包括：牙齦紫質單孢菌、福賽斯坦納菌、具核梭桿菌、中間普氏菌、齒垢密螺旋體、食果膠密螺旋體、殭直螺旋體、火傷病螺旋體、嗜麥芽糖密螺旋體、索氏密螺旋體。這類的細菌有神經趨向性，因此被認為會針對神經組織攻擊，產生發炎並導致 β 澱粉樣斑塊和神經纖維糾結的形成。

這些細菌中被證明和阿茲海默病最有關係的大概就是牙齦紫質單孢菌。科學家在老鼠的實驗中發現，牙齦紫質單孢菌能夠從口腔跑到大腦，使老鼠出現阿茲海默病的特徵。牙齦紫質單孢菌是一種牙周病常見的致病菌。一項針對 2,355 位 60 歲以上的老人研究指出，罹患阿茲海默者血中有較高力價的抗體對抗牙周病致病菌。研究發現，阿茲海默症的病人若同時罹患牙周病，那麼在半年內的認知能力的下降速度是無牙周病之阿茲海默症病人的六倍。顯然，牙周病會使阿茲海默症惡化。此外還有研究發現，牙

齒喪失 16 顆以上的人，有較高的機率出現嚴重的認知障礙。

腦中風是阿茲海默症的六大原因之一。腦中風的風險因子基本上就是心血管的風險因子，但是出血性中風有一個例外。出血性中風的潛在因素就是「大腦微出血」。2015 年日本大阪的科學家發現，26% 罹患出血性中風的病人口水中有一種特殊的細菌（轉糖鏈球菌）。相反地，其他的中風病人，大約只有 6% 的病人口水中有這種細菌。研究人員以核磁共振掃描偵測發現，口水中有轉糖鏈球菌的人比沒有的人，有更高的比例出現大腦微出血。專家們認為被細菌黏上的血管會隨著年紀和血壓變得脆弱，導致血管破裂而造成腦部大或小的血管破裂。

從上述的說明中我們可以知道口腔細菌和阿茲海默症關係密切。口腔細菌可因許多因素而進入血液中。在免疫系統的保護下，細菌在健康人的血液中最多大約只能停留約 3 個小時。但是在免疫功能低下的老年人，細菌可源源不斷從牙齦小袋中釋出進入血液裡。隨著年齡增長，血腦屏障逐漸不全，血液中的細菌就得以入侵腦部。最後導致 β 澱粉樣斑塊的沉積，造成阿茲海默症。阿茲海默症基本上就是與記憶有關的腦細胞死亡。人死了不能復生，這是生物上無法改變的事實。同樣地，腦細胞死了不能復生，

這也是生物上無法改變的事實。大家能接受人死了不能復生的事實，然而奇怪的是，為什麼卻希望能把死掉的腦細胞弄復活？這個說明告訴我們一個簡單的事實：**阿茲海默症無法治療，但是可以預防**。其中一個最簡單的預防方法就是，減低口腔的有害細菌。

STEP

05 病從口出

　　人身上的細菌數量大約是人體細胞數量的 1.3 倍，分布於身體各部位成一部落。主要的部位包括口腔、鼻腔、胃腸道、生殖泌尿道和皮膚。這些細菌總共有 500-1000種。生存於口腔和喉嚨的細菌約 900 種，總稱為口腔菌叢。這些細菌散布於牙齒、牙齦、舌頭和喉嚨。在牙齒表面的黏著性菌斑生物膜上有許多的細菌。此外，在牙周小袋深處也可聚集菌斑和殘渣，上面也有大量的細菌。由於有些部位（如牙齦縫隙）不會受到唾液的沖刷；有些部位（如喉嚨和舌頭）出現上皮細胞持續地剝落。所以口腔內不同部位的菌叢組成不盡相同。不過大體而言，口腔菌叢中主要的細菌包括鏈球菌、奈瑟菌、梭桿菌、普氏菌，以及其他的厭氧菌。

　　好的細菌對身體有益，譬如有些可分解養份方便人體吸收，有些則協助製造腎上腺素、皮質醇、血清素、γ-

氨基丁酸等，協助體內荷爾蒙的平衡。帕金森氏症的病人常常在其口腔和腸道出現不足量的普氏菌，這或許可以部分解釋為什麼帕金森氏症的病人腦中的多巴胺量不足之因。相反地，口腔內也有許多對健康有害的細菌，例如導致牙齦病變的具核梭桿菌、牙周病主要致病菌牙齦紫質單孢菌、導致蛀牙的變種鏈球菌、單純疱疹病毒和白色念珠菌等。

眾所皆知口腔衛生不佳的人有較高的風險得到牙齦疾病。牙齦炎是牙齒表面上的菌斑引起的牙齦發炎。牙周病是一種低度而慢性的發炎。它是由致病菌引的牙齦發炎，可導致骨質流失、沾黏性喪失、牙齒鬆動甚至喪失。除非定期看牙醫，牙周病常不被人察覺，也常常不會造成不適。美國疾管局的統計，約 47% 的人有牙周病，而 65 歲以上的人約 70% 罹患牙周病。最近幾年的研究發現，口腔的細菌除了能夠引起阿茲海默症外，也和身體許多疾病有關。

2005 年科學家以牙齦紫質單孢菌感染豬做實驗發現，即便沒有高膽固醇血症，反覆的菌血症也會引起冠狀動脈和主動脈粥狀硬化。有許多研究發現，在動脈的粥樣斑塊中可找到牙周病的細菌。目前有許多專家認為牙齦紫質單孢菌會促進動脈粥狀硬化的發生。美國牙周病學會也指

出，牙周病患者罹患冠狀動脈疾病的機率比一般人高一倍。此外，與牙周炎有關的細菌進入血液循環會造成 C 反應蛋白的上升。C 反應蛋白是血管發炎的標記。

2014 年科學家以老鼠做實驗發現，口腔感染牙齦紫質單孢菌會改變腸道菌叢，增加擬桿菌門細菌和減少厚壁菌門細菌，這種菌相的改變會導致迴腸的漏失，而產生內毒素血症和全身性的發炎。近年來有研究發現類風濕性關節炎的病人有較高的機率罹患牙周病，尤其是 ACPA- 陽性的類風濕性關節炎。

由上述可知，口腔衛生和健康極為重要，不是只有造成牙周病而已。所以減少口腔的細菌滋長是非常重要的保健方式。目前已知會增加口腔細菌滋長的情況包括抽煙、用藥、基因、食物的種類、青春期和懷孕。此外，如果有牙齦炎的話，也要積極的治療治療。因為如果牙齦炎不治療的話，牙齒和牙齦中間會形成一個牙齦下小袋，其內充滿了細菌。在這種情況下幾乎不可能除掉細菌了。這是很重要的議題，因為大約一半左右的成年人都曾經罹患過牙齦炎。

比上述例子更駭人聽聞的是口腔細菌「具核梭桿菌」竟然和大腸癌有關！

2011 年分別有三組有科學家同時研究大腸直腸癌和遠離癌症之正常大腸組織。比較這兩組樣本的腸道菌叢後發現，大腸直腸癌的樣本有一個共同處，那就存在大量的具核梭桿菌基因。2014 年有研究發現，具核梭桿菌竟然是「穴居在」大腸癌細胞中。也就是說這些細菌住在大腸癌中，不過是在癌細胞的外面。研究發現，有一半的大腸直腸癌可找到這種細菌的存在，而且令人驚訝的是腫瘤發生肝轉移時，這種細菌也跟著出現在轉移的癌症組織中。研究人員發現，原發的大腸直腸癌和肝臟轉移癌相隔兩年，但是出現在肝臟癌組織的細菌是原先就感染在大腸癌上面的，並不是後來才感染得到的。換句話說，如果原先的大腸癌沒有感染這種細菌，那麼肝臟的轉移癌也不會有這種細菌。

　　研究人員認為，這種細菌顯然是隨著大腸癌一起轉移到肝臟的。這是否表示，這種細菌是大腸癌的一部分？為了回答這個問題，科學家做了一項有趣的實驗。他們把這個感染具核梭桿菌的大腸癌接種到老鼠身上，讓這個癌組織長大後，再切一小塊移植到另外一隻老鼠身上。如此重複四次，到了第四隻老鼠身上後，還是可以從這個移植的大腸癌內發現這種細菌。這細菌和癌細胞可是黏得緊啊！更有趣的是，當科學家用殺菌劑「甲硝唑

（metronidazole）」治療移植的老鼠後，具核梭桿菌被殺死了，腫瘤的生長也跟著減緩了。相反地，用紅霉素當作對照組（紅霉素無法殺死具核梭桿菌），則可以發現，腫瘤的生長不受影響。顯然具核梭桿菌可提供某種大腸癌需要的東西。雖然目前還不清楚，但是具核梭桿菌的確在大腸癌的發生上扮演重要的角色。進一步分析發現，伴隨具核梭桿菌的大腸直腸癌有較高的比例出現特定的基因變化。

口腔的細菌主要在哪裡？答案是舌苔。舌苔是口腔細菌的大本營。舌苔通常是白色的。有時可以變成黃色，甚至是黑色（圖 5）。不管什麼顏色，舌苔基本上就是多層細菌和霉菌的組合。舌苔一旦取下來放在紗布上來看都是帶有顏色的，從淺咖啡到深咖啡都有。這是因為不同細菌有不同的顏色所造成的。口腔菌叢之間應該維持生態平衡，用漱口水消毒或使用抗生素都會破壞細菌之間的平衡，這樣會讓某些細菌成為主流。舌苔也不能夠用牙刷去刮，因為會把舌頭上面的鱗狀上皮細胞弄得粗糙，讓細菌更容易附著和生長。一旦菌落之間失去平衡，舌苔顏色會改變、出現口臭，也會有自覺性的口腔異味。密蘇里州的醫師於 2018 年 9 月在《新英格蘭醫學期刊》報告一個蠻嚇人的個案。一位中年女性因車禍而使用抗生素。結果不

到一星期，舌頭出現黑色的舌苔。後來停用抗生素並力行口腔清潔後才恢復正常。

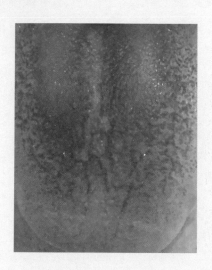

圖 5　黑色舌苔。口腔菌叢之間失去生態平衡，讓某些細菌成為主流而改變舌苔顏色、出現口臭，也會有自覺性的口腔味道異常。

06 精準醫學的策略

　　從以上所描述的科學研究發現來看，高血糖不只是三高（血壓高、血糖高、血脂高）之首，還有可能導致相當多的健康問題。高血糖的人每年有 5-10% 進展成為糖尿病患者。也就是說，每三位高血糖的人中，有一個人在五年內會進入糖尿病階段。但問題是，三人中哪一位會惡化？哪兩個人不會？類似的問題也出現在其他的疾病：誰會罹患失智症？心血管疾病？代謝症候群？癌症？除非透過精準醫學對個人化醫療做詳細的分析，我們無從得知罹病的風險性。

　　對於文明病，目前大家常用的因應方法是採取「健康的生活方式」，例如運動、減重和改善飲食。期待這種老生常談的養生方法足以應付以上所有的健康問題。然而，經驗告訴我們，盲目地採取「健康的生活方式」不見得有效。「健康的生活方式」對某些有用，但對其他的人

則徒勞無功。對於這些沒能改善的人而言，顯然必須使用更積極的方法來矯正問題。那麼還是回到老問題，我們是否可以事先知道哪些人對於這種養生方法無效？我們如何在血糖、血脂、血壓異常的人當中，找出必須採取更積極方法處理的人？簡單地說，如果這些問題是後天環境所造成的，那麼還有機會靠「改變生活型態」來解決問題；但是如果這些問題有大量的遺傳成分存在，那就必須靠藥物來控制了。「遺傳的成分」就是一般人常說的「體質的問題」，這方面的評估可利用基因檢測來解決。

我們知道維持正常的血糖牽涉許多生理生化步驟，除了要有「正常的胰島素分泌」和「正常的胰島素耐受性」之外，還有許多的基因參與其中。我們也知道血脂異常牽涉許多基因，有些和三酸甘油酯有關，有些和 HDL 等有關。這些基因加起來起碼有三、四十個以上。如果這些基因型與健康者相差不遠的話，那麼「改變生活型態」還有可能可以矯正異常的血糖。相反地，如果出現太多功能不理想的基因型，那麼就要採取「嚴格的飲食控制」，甚至使用藥物。

因此在「精準醫學健檢」中我們需要做的就是，透過這些基因的分析把受檢者分成低風險、中度風險和高風險三類。然後根據風險的高低，給予不同強度的預防措施來

降低，甚至阻止疾病的發生。簡單的原則如下：

- 對於低風險的人可採取「改變生活型態」的策略，
  包括多運動或改善飲食。
- 對於中風險的人可採取「嚴格的飲食控制」策略
  （更多的資訊請見本書第 6 章）。
- 對於高風險的人可採取「預防性的投藥」策略。

　　對於這些亞健康的人，精準醫學的策略是先對原因做更精準的分類，如此才能採取個人化的醫療措施。在目前醫療科技進步的時代，我們與其花時間、金錢及心力在疾病的治療上，不如事前檢驗，評估是否為高風險群，再採取適當的預防措施。畢竟預防勝於治療還是醫療的硬道理呀！

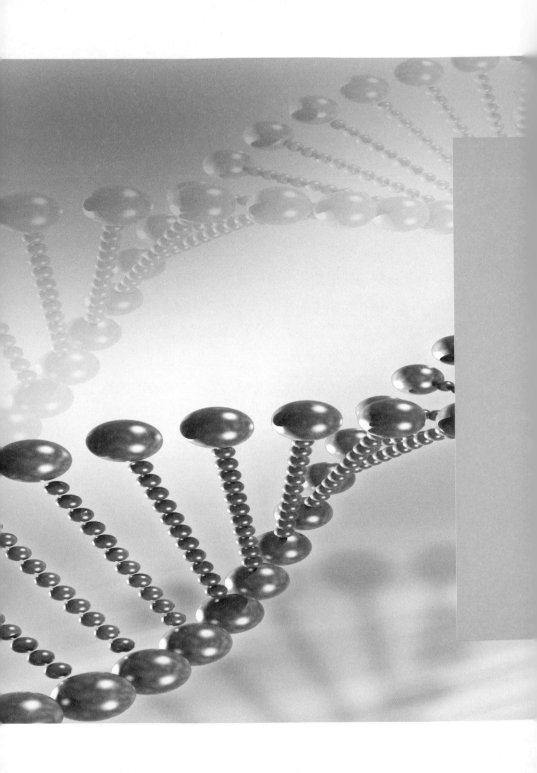

PRECISION
MEDICINE

第 **5** 章

癌症新觀念

癌症據說是因為運氣不好所致

　　我們常常看到癌症常常出現在遵守健康生活型態的人身上，他們不抽煙、吃健康的食物、運動，而且沒有癌症的家族史。當這種例子發生時，人們總是痛苦地質疑：「為什麼是我得到癌症？」美國霍普金斯大學的科學家伯特・渥克斯根據「隨機突變致癌」理論安慰大家說：「我希望成千上萬的癌症病人可以因為我們的發現，心裡得到寬慰。……不管外界的環境有多麼的完美，隨機突變總是會發生的。」

　　「隨機突變致癌」指的就是癌症起因於基因的突變，而突變的發生乃因「隨機性的錯誤」而起。講的白一點就是，運氣不好所以得癌症（The bad luck of cancer）。多年來，大量的科學證據指出，癌症起因於基因的突變。這些突變讓細胞失去控制，以致形成腫瘤。所謂突變就是

DNA 編碼的錯誤。如果把 DNA 序列比喻成一連串的文字，那麼突變就好像是一篇文章裡面出現錯字一樣。伯特・渥克斯用「打字錯誤」作為比喻來說明突變的種類。如果因為打字員太疲勞而打錯字，那麼我們可以把錯誤的原因歸類為「環境因素」；如果打字員沒有問題而是打字機本身的缺陷，那麼所造成的打字錯誤我們可以稱為「先天遺傳」的問題；如果打字員和打字機都沒問題，但還是打錯字，那麼就是「隨機錯誤」了。講的學術一點，這三者的意思如下：

- 「先天遺傳」的突變幾乎是遺傳自父母，只有非常少數的「先天突變」是出現在受精卵發生後。到目前為止總共有超過 50 種的遺傳性癌症。其中最有名的就是安潔莉娜・裘莉的遺傳性乳癌。

- 「環境因素」中的致癌物接觸到身體細胞後，破壞 DNA 以致於產生的 DNA 序列錯誤。例如，香煙含有超過 60 種以上的致癌化學物，這些物質能夠傷害我們細胞的 DNA 造成突變。由於吸煙會讓肺臟直接暴露在有害的環境中，因此抽煙造成肺癌是非常容易理解的事。

- 「隨機錯誤」產生的突變是 DNA 在例行性的複製過程中偶爾發生的錯誤。科學研究發現，正常人的健

康細胞在生長過程中，每一次的複製平均會出現三個突變，而這種突變大都是隨機發生的。美國霍普金斯大學的科學家發現，癌症的發生率和隨機突變有正相關。這項研究運用數學模式來計算 48 億人（分布在六大洲 69 個國家）17 種癌症的大數據，所以非常值得我們參考。

細胞出現越多的突變，就越有可能從正常細胞變成癌細胞。問題是哪來這麼多的突變呢？美國霍普金斯大學的科學家於 2018 年 3 月發表一項新的數據，他們認為大約 5% 的癌症起因於遺傳突變，29% 的癌症乃因環境因素或生活形態所造成，而大約 66% 的癌症導因於隨機突變。伯特‧渥克斯坦教授的研究團隊估計約三分之二的癌細胞突變是起源於「隨機性的錯誤」。屬於「隨機突變致癌」這個範疇的癌症包括腦瘤、頭頸癌、甲狀腺癌、食道癌、骨癌、肝癌、胰臟癌、皮膚癌、卵巢癌、睪丸癌、和不吸煙者所罹患的肺癌。其中尤其是腦瘤和前列腺癌最多，超過 95% 是由隨機突變所造成的。

02 大多數的癌症真的是
沒有原因的嗎？

　　我們都知道癌症的發生近年來逐漸升高，國內每年新增的癌症病人數已經超過 10 萬了。我們靜下來想想，如果突變是單純隨機發生的話，那麼為什麼現今的運氣比百年前差？是不是因為我們忽略了不明顯的環境因素？以下舉幾個例子來說明。

⑴ 大腸直腸癌之不明顯的環境因素

　　• 抽煙：統計調查發現，65% 的肺癌是因為抽煙造成的，其餘的 35% 的肺癌是由隨機突變所造成的。抽煙會導致肺癌已經成為基本常識，然而抽煙能引起呼吸器官以外的癌症嗎？ 2017 年南韓的科學家比較 703 位大腸直腸癌的病人和 1,406 位健康的人的差異。結果發現抽煙和大腸直腸癌的確有關係，而且這個關聯性在男性較為顯著。

• **細菌**：2018 年科學家發現，腸道有兩種細菌會促進大腸腫瘤的生長。這兩種細菌就是鬆脆桿菌和某一種菌株的大腸桿菌。這是一個意外的發現。美國霍普金斯大學的醫師原本只是在研究鬆脆桿菌毒素，卻意外的發現，將這些細菌注入老鼠後，可以在老鼠的大腸中發現許多腫瘤。於是他們就探討：人類的大腸癌是否和細菌有關？這些科學家研究家族性大腸息肉病。

他們發現從這些病患取出的息肉，上面都覆蓋著一層生物薄膜，裡面充滿兩種細菌，也就是上述的鬆脆桿菌和大腸桿菌。相反地，如果是從健康人取得的大腸組織，只有少數樣本會有這兩種細菌。這些科學家於是著手作動物實驗。他們發現若同時給於老鼠這兩種細菌的話，會產生大腸癌；但是如果只給於老鼠其中任何一種細菌的話，則很少會出現腫瘤。

科學家解釋，在正常情況下，大腸腸道的表面有一層黏液，它可以阻止微生物的入侵。但是上述的這兩種細菌能夠穿越這層黏液。一但穿過了這個保護層，細菌便可以大量繁殖並且覆蓋腸道的內襯。大腸桿菌可以產生毒素傷害大腸細胞的 DNA，鬆脆桿菌則可以產生另外一種毒素，來傷害 DNA 並且造成發炎。幸好並非每一個人在大腸裡面都有這兩種細菌。如果有這兩種細菌的話，似乎是在兒

童期就得到的。因為腸道菌叢從人出生後就開始形成，到一歲左右菌叢就達到成人的複雜度。醫學上早已知道鬆脆桿菌毒素會造成腹瀉，但是直到現在才發現這兩種細菌能夠協同加強腫瘤的生長。顯然，今後在大腸檢查中，如果發現有這類細菌存在的話，那麼受檢者就應該接受更加頻繁的大腸癌篩檢。

⑵ 高血糖也是不明顯的環境因素

• 伯特・渥克斯坦教授的研究團隊認為 77% 的胰臟癌是由隨機突變所造成的。但是台大醫院於 2015 年的統計研究報告中指出，血糖升高每增加 5.6mmol/L 就會增加 14% 罹患胰臟癌的機率。中研院於 2019 年的研究報告中指出，這是因為在高量葡萄糖的情況下，胰臟細胞容易出現 KRAS 基因突變。而早在 1988 年美國的科學家就發現 95% 的胰臟有 KRAS 基因突變。

• 美國國家癌症研究院在 2012 年發表了一篇研究報告指出，追蹤 435,674 人長達 7.2 年後找到有 29,099 位男士和 13,355 位女性罹患癌症。從中發現在飲食中加入蔗糖會增加食道癌的風險，加入果糖則會增加小腸癌的風險。

• 2017 年有一項義大利的研究報告，他們分析 578 位膀胱癌的患者，對照組是 608 位不相干疾病的急性住院病

人。研究發現「升糖負荷（Glycemic Load；GL）」高的食物會增加膀胱癌的風險。研究進一步發現，蔬菜吃得少會增加「升糖負荷」對膀胱癌的風險性。

• 瑞典研究團隊在 2017 年發表了一篇將近 20 年的追蹤研究。他們追蹤 4910 位參加者，從 1990 年代開始到 2010 年為止，直到個案出現大腸直腸癌的診斷、死亡，或是因為移民而失去追蹤為止。這項研究發現男性罹患大腸直腸癌的和高血糖有關係。

⑶ 維他命 D 不足和癌症有關係嗎？

• 維他命 D 和癌症的關聯性，最早是在 1980 年由葛倫所提出來的。他們觀察到，美國大腸癌的死亡率在日照較少的地方比較高，因而提出了「維他命 D 假說」：亦即，維他命 D 比較充足的人，有比較低的大腸癌死亡率。自從這個理論被提出來後。許多研究者就試圖研究維他命 D 和癌症的關係。從動物實驗中可以發現，維他命 D 能夠促進細胞的分化、減緩癌細胞的生長、促進細胞的凋亡，以及減少腫瘤血管的形成。臨床上觀察到的維他命 D 和癌症的關係，多半是集中在四大類癌症：大腸直腸癌、乳癌、攝護腺癌，以及胰臟癌。最近又發現維他命 D 和肝癌的發生以及治療有關。

• 2014 年歐美合作研究，從 52 萬名歐洲人的流行病學調查中發現，血中維他命 D 的含量過低會增加罹患肝癌的機率。

• 2018 年，日本國家癌症中心（National Cancer Center）進行一個長達 16 年（中位數）追蹤的大規模調查，比較 3,301 位癌症病人和 4,044 位隨機挑選的人。研究發現，根據血液中維他命 D 的濃度高低把研究的人群分成四等份，那麼從數據中可以看到，最高濃度的 1/4 人群比起最低濃度的 1/4 人群，有較低的風險罹患癌症，大約低 22%。其中肝癌的差異尤其明顯，因為血液中有高濃度維他命 D 的那群人，罹患肝癌的風險甚至可減少 50%。根據這項研究的發現，日本國家癌症中心（National Cancer Center）的 Taiki Yamaji 說：「服用維他命 D 對許多癌症多少都有些好處。」

• 2019 年中國廣州的研究發現，「經動脈導管肝臟腫瘤化學栓塞術」對維他命 D 含量過低的肝癌病人療效不佳。

•癌伏妥錠因為抗藥性的關係而不用於治療肝癌，2019 年義大利的科學家發現，維他命 D 可以反轉肝癌對癌伏妥錠的抗藥性。

⑷ 肥胖和癌症有關係嗎？

2015 年法國有一個研究報告指出，約 3.6% 的癌症可歸因於體重過重（BMI ≧ 25kg/m²），尤其是停經後的乳癌、大腸癌和子宮內膜癌。2017 年英國科學家分析體重過重和糖尿病在癌症方面扮演的角色。這項研究收集 175 個國家的資料來分析 12 種癌症。這項英國的研究報告指出，大約 6% 的癌症歸因於體重過重（BMI ≧ 25kg/m²）和糖尿病。尤其是前者，體重過重所造成的癌症病人數是糖尿病所造成之癌症病人數的兩倍。

為什麼肥胖會增加罹患癌症的風險？目前沒有確定的答案，不過醫學研究指出兩個原因。第一、發炎的白色脂肪組織有較高量的芳香環轉化酶（aromatase），而此酶會增加雌激素的生成。由於雌激素是乳腺癌症的最主要因素，這就可以解釋為什麼肥胖的女士有較高的機會罹患乳癌。第二、肥胖者的細胞對於胰島素的敏感性比較低，因此胰臟會製造更多的胰島素來補償功能的不足。然而，胰島素本身就是一個細胞生長激素。因此過高的胰島素自然就會刺激細胞的生長，因而增加癌症發生的機會。

如果肥胖會增加罹患癌症的風險，那麼減肥是否可以減少癌症的發生？

2009 年有一項回顧性的研究，比較肥胖者的癌症發生率是否會因為減肥手術而減少。研究發現 1,482 位女性做了減肥手術之後，只有 3.6% 出現癌症（大多為乳癌、子宮頸癌和子宮內膜癌）。相反地，在 3,495 位未接受減肥手術的肥胖婦女中，有 5.8% 得到癌症。2014 年，又有另外一項類似的回顧性研究。研究發現，減肥手術能夠讓婦女減少 71% 的風險罹患子宮頸癌。如果手術後還能夠維持正常的體重，那麼還可以減少罹癌風險到 81%。

不過，減肥的效果沒有這麼單純。2016 年有一個有趣的科學研究。研究人員將老鼠分成兩組：一組老鼠攝取正常量的飲食，這群正常體重的老鼠當作對照組；另一組老鼠則給予大量的餵食養成肥胖的老鼠（實驗組 A）。再把一部分肥胖的老鼠改回正常的飲食量，讓牠們回復到正常的體重鼠（實驗組 B）。 研究人員再將這三組的老鼠注射等量的癌細胞，來觀察癌細胞的生長速度。正如我們所預期的是，注射到肥胖老鼠（實驗組 A）的癌細胞比注射到正常體重老鼠（對照組）的癌細胞長得還要快。但是出乎意料之外的，注射到恢復正常體重的老鼠（實驗組 B）的癌細胞，還是比注射到正常體重老鼠（對照組）的癌細胞長得快，而且和注射到實驗組 A 之胖老鼠的癌細胞長得一樣快。從實驗組 A 和對照組比較來看，肥胖會促進癌細胞

的生長；從實驗組 B 和對照組比較來看，顯然肥胖對癌症的影響在減重後仍然存在！

目前認為肥胖會增加下列癌症的風險：停經後的乳癌、大腸直腸癌、食道腺癌、子宮內膜癌、胰臟癌、腎臟癌、甲狀腺癌、膽囊癌、肝癌、卵巢癌、賁門胃癌，以及多發性骨髓瘤。這也就難怪美國臨床癌症學會於 2014 年發出警告，肥胖將超過煙草成為致癌危險因子中的第一名。

從以上所舉的例子我們可以知道，很多的環境因素可以是如此的間接讓我們無從察覺，以致於都歸類成隨機因素。

03 我會有、已有、還有癌症嗎？

我會有、已有、還有癌症嗎？這句話問的是三種情況：

- 「**我會有癌症嗎？**」這句話問的是「**將來**」：目前沒有癌症，但是將來很可能會有癌症，因為遺傳到先天的突變基因。
- 「**我已有癌症嗎？**」這句話問的是「**現況**」：目前可能沒有癌症，但是也可能是因為腫瘤太小而無法偵測及診斷。
- 「**我還有癌症嗎？**」這句話問的是「**過去**」：經過治療後，癌症是否已經消失了？

1. 我會有癌症嗎？

很多人認為家族中若有多人得到癌症，那麼一定就是遺傳因素所造成的。但是想想看，同一家族的人多半生活

表 2　遺傳性癌症

基因	症候群	腫瘤
BRCA1 BRCA2	遺傳性乳癌和卵巢癌症候群 hereditary breast cancer and ovarian cancer syndrome	和這個症候群有關的其他腫瘤包括：女性乳癌、卵巢癌、攝護腺癌、胰臟癌和男性乳癌。
TP53	李 - 佛美尼症候群 Li-Fraumeni syndrome	和這個症候群有關的其他腫瘤包括：乳癌、軟組織肉瘤、骨肉瘤、白血病、腦瘤、和腎上腺皮質癌。
PTEN	考登氏症候群 Cowden syndrome	和這個症候群有關的其他腫瘤包括：乳癌、甲狀腺癌、子宮內膜癌。
MSH2 MLH1 MSH6 PMS2 EPCAM	林奇氏症候群 Lynch syndrome	和這個症候群有關的其他腫瘤包括：大腸直腸癌、子宮內膜癌、卵巢癌、腎盂癌、胰臟癌、小腸癌、肝膽管癌、胃癌、腦瘤、乳癌。
APC	家族性結直腸瘜肉綜合症 familial adenomatous polyposis	和這個症候群有關的其他腫瘤包括：大腸直腸癌、多發性結腸息肉、小腸腫瘤、胃癌、腦瘤、骨頭腫瘤、皮膚腫瘤。

PRECISION MEDICINE

RB1	視網膜母細胞瘤 retinoblastoma	和這個症候群有關的其他腫瘤包括：松果體瘤、骨肉瘤、黑色素瘤、軟組織肉瘤。
MEM1	多發性內分泌瘤第一型 multiple endocrine neoplasia type 1	和這個症候群有關的其他腫瘤包括：胰臟內分泌瘤、副甲狀腺瘤、腦下垂體瘤。
RET	多發性內分泌瘤第二型 multiple endocrine neoplasia type 2	和這個症候群有關的其他腫瘤包括：髓質甲狀腺瘤、腎上腺髓質瘤。
VHL	逢希伯 - 林道症候群 Von Hippel-Lindau syndrome	和這個症候群有關的其他腫瘤包括：腎臟癌、腎上腺髓質瘤。

習性相近，接觸到環境的致癌因素也相似。因此我們不能說家族中有多人得到癌症，就表示這個癌症是遺傳的。在這種情況下，這個人就應該接受癌症風險評估。如果評估後認為遺傳的可能性很大，那麼就應該接受基因檢驗。

最近美國「斯隆 - 凱特琳紀念癌症中心」發表他們的多基因分析結果，數據顯示大約有 12.6% 的癌症病人帶有遺傳性的致癌突變。其中 40.9% 的突變基因與罹患的癌症有已知的關聯性。這表示十位癌症病人中，大約有一位是從父母那邊遺傳到的。

如果突變的基因是從遺傳得來的，那麼全身的細胞都帶有相同的突變。換句話說，安潔莉娜‧裘莉的口腔、皮膚和乳房等等所有的細胞都帶有一樣的乳癌基因突變。由於特定的突變基因只會在易感性較高的組織產生腫瘤，所以身上可以多處發生腫瘤（癌症症候群如表 2 所示），但不是全身所有的器官都出現腫瘤。

到目前為止有超過 50 種的遺傳性癌症症候群，它們是顯性遺傳。表 2 所列的是較常見的症候群，而且目前有可用的基因檢測。以表 2 所列的基因檢驗遺傳性癌症，有研究發現在 10,030 個受試者中 9% 的人是檢驗陽性的。其中最常見的遺傳性癌症為大腸 / 胃癌（14.8%），其次為卵

巢癌（13.4%），再來才是乳癌（9.7%）。在 10,030 個受試者中有 7438 人為已知罹癌者，這些病人中有 9.8% 為基因檢測陽性。2514 人已知為健康的，這些人當中有 6.5% 為基因檢測陽性。

這類的基因檢測為陽性表示有遺傳到家族性的癌症基因，因此有罹患癌症的傾向，但不表示已經罹患癌症癌症。所以，可以說「我『將來』可能會有癌症」。

2. 我已有癌症嗎？

在開始討論這個話題前，我們必須先有以下三點基本的認識。

⑴ **腫瘤可以是良性的，也可以是惡性的**。所謂癌症，指的是惡性的腫瘤。要區別腫瘤是良性的還是惡性的，必須依據病理的判讀才會知道。換句話說，必須要有病理診斷才能確診是否罹患癌症。

⑵ **基本上，病理診斷就是在顯微鏡下觀察組織細胞，所以必須先取得組織樣本，病理醫師才能診斷**。臨床醫師取得樣本的方法不外乎是開刀和插針切片，但是要這麼做還必須臨床醫師能夠看到腫瘤才行。換句話說，腫瘤必須在體積上達到某種大小程度，才能被取得，也才能夠經由

病理判讀得到確診。

（3）**當癌症體積太小時，臨床醫師無從偵測、也無法取樣，當然就不會有病理診斷。**在這種情況下，病人即便罹患癌症也無從知道，此即是亞臨床癌症（subclinical cancer）。如果一個人懷著鴕鳥心態，明知罹癌卻不去就醫，這種情況不是亞臨床癌症。亞臨床癌症的病人是不自覺有任何異常，或者是認真就醫，但無論如何就是找不到癌症。一個常見的例子就是胃腸道的神經內分泌瘤，這種病人常常是出現症狀以及反覆就醫後，還要等上 7-9 年才能被確診。

目前醫院的常規影像學檢查能夠偵測到的腫瘤，最小約到 0.7 公分直徑大小左右。這種大小的惡性腫瘤裡面大概有 3.5 億個癌細胞。因此，癌細胞的數目還不到 3.5 億個之前，影像學通常是看不到的，當然在這種情況下也就無法取樣作病理診斷了。換句話說，亞臨床癌症病人想要獲得確診，就無法依賴傳統的病理組織切片檢查。

在這種情況下，或許可以用抽血的方法解決。目前在常規的健康檢查中所做的腫瘤指數，測的是細胞分泌的蛋白質。如果所有的癌細胞都會分泌這種蛋白質的話，那麼這種檢驗的偽陰性也就很低；如果所有的正常細胞都不會

PRECISION MEDICINE

分泌這種蛋白質的話，那麼這種檢驗的偽陽性也就很低。偽陰性和偽陽性都低的方法就是臨床上有用的檢驗。可惜目前使用的腫瘤指數並不是理想的檢驗方法，害得體檢的人看到腫瘤指數出現紅字就極為緊張，到處找醫生幫他找癌症。當然也常常聽到體檢科的醫師安慰病人說：「別擔心這個紅字，我們繼續追蹤就好。」

改善的方法就是增加評估的項目，以彌補既有方法的不足。近年來有非常多的實驗室都發表論文指出，癌細胞會分泌特定的 RNA；而且不同種類的癌症會分泌不同種類的 RNA。日本東麗株式會社甚至根據這個原理，設計了以一滴血篩檢癌症的檢驗套組，2019 年 6 月發布消息宣稱花費美金幾百元即可篩檢多個癌症。不過以 RNA 為基礎的檢驗雖然敏感到可用來篩檢癌症，可是特異性並未高到足以作為診斷使用。檢驗方法常常是敏感性和特異性朝相反的方向走，一個高了，另外一個就會低。基本上，敏感性高的適合作篩檢用，特異性高的適合作診斷用。

改善的方法還是一樣，增加評估的項目以彌補既有方法的不足。RNA 為基礎的檢驗缺點既然是特異性不足，那麼我們就從特異性強的指標著手。特異性最強的大概就是突變的基因了，因為正常的細胞不應該有突變的基因。反過來說，如果從抽血樣本中可以偵測到突變的基因的話，

那麼就表示身體裡面有癌細胞，而且癌細胞竟然還破掉釋出突變的（癌症）基因了。

以上所述從血液樣本中分析 RNA 和 DNA 來偵測癌症的方法稱為液態切片。為了說明這個新科技，在此分享一個實際案例讓大家了解液態切片的價值。

話說 2018 年歲末，有一位高階經理帶著一份體檢報告，上面記載著腫瘤指數 CA72.4 有紅字，檢驗值超過正常上限的兩倍。這位高階經理長年來應酬不斷，難免多喝點酒，偶有胃痛而且胃視鏡還曾經證實有潰瘍。雖然治療後胃潰瘍已痊癒，但是偶發的胃痛還是頗令人擔心，於是趁著健康檢查的時候特別做了腫瘤指數。體檢醫師在解說健檢報告時特別指出，CA72.4 就是胃癌的指標。這真是晴天霹靂的消息，擔心多年的胃癌終究躲不過，惡夢成真了。因此這位忐忑不安的高階經理人終於在老婆的陪同下，接受精準醫學檢查。正如同上述解釋的，醫師就開立了液態切片檢驗看看 RNA 和 DNA 是否異常。

有道是，有多愛老公的老婆，自然就有多疼老婆的老公。這位高階經理人抽完血後，就心疼著向太太說：「你也順便抽血檢查吧。」這位貌美的太太睜大眼睛說：「我的 CA72.4 只比正常值高一點點而已，健檢醫師說沒有關

係，追蹤就可以啦。」天底下沒有比疼老婆的心意更能融化人了，這位太太滿懷老公溫暖的疼愛，捲曲袖子接受抽血了。半個月後檢驗結果出來了，這位高階經理人血中沒有可偵測得到的突變基因，但是有異常的 RNA 指向曾經有過幽門桿菌的感染。多年的擔心，瞬間得到紓解。

然而不幸的是，這位美麗的太太血中不只出現異常的 RNA，連突變的致癌基因也能被偵測得到。說她不幸，還不如說她真幸運能在無意中極早偵測到癌細胞的存在。是如此的早發現，以至於在胃視鏡完全正常的情況下偵測到癌症；是如此的早發現，以至於在腫瘤指數稍高一點點的情況下偵測到癌症。所以，我們可以說這位太太：「她『現在』已有癌症了。」

3. 我還有癌症嗎？

癌細胞在複製生長的過程中會同時出現死亡，癌細胞死亡的原因不一而足，可以是因為身體免疫力去攻擊癌細胞所導致的，也可以是單純的汰舊換新所造成的。不管什麼原因，這些死亡的癌細胞在崩解之後細胞核裡的 DNA（包括突變的基因）就會流到血液中。因此我們抽取血液樣本後，測量突變 DNA 在血中的含量，就可以知道有多少癌細胞死亡及崩解。這就是液態切片的原理。在沒有醫

療的干預下，我們可以假設癌細胞的死亡率是固定的。因此，液態切片測得到的突變基因越高，就表示體內的癌細胞總量越高。

上述那位太太在採取了精準醫學的癌症預防方法後（見本書第 6.5 節），定期測量血中突變 DNA 的含量以評估所採用的方法是否有效。經過一年的努力後，血中突變 DNA 的含量終於清零測不到了。根據同樣的概念，當癌症病人打算接受某種治療方法時（不管是正規療法或者是祖傳偏方）都會急著想知道是否有效，因為沒有效的話就應該提早換其他的方法，不必浪費時間和金錢；而有效的話就不妨忍受副作用的痛苦。這時候液態切片就是一個非常合適的方法了。治療前抽一管血，治療後再抽一管血。前後比較看看血中突變 DNA 的含量是否減少，如果沒有明顯改變的話，那麼這個治療可能是無效的。

當然用傳統的電腦斷層掃描，前後做比較看看，有沒有明顯的變化，這也是一個辦法。不過根據前衛生署副署長張鴻仁的說法：「照一次電腦斷層等於每天吃十頓的『福島核食』吃一輩子！」先不管這個心理壓力能否承受，光是想到「等電腦斷層掃描證明癌症惡化了，會不會來不及處理？」就令人不寒而慄。然而，儘管擔心歸擔心、壓力歸壓力，絕大多數的病人對這種標準作業流程還是默默

的接受。不去想它就可以當作不會發生，鴕鳥還是需要生存的。

　　然而，天下就是有堅持理性而不願意妥協的人。2018年真的就有一位正在接受標靶療法的乳癌第四期病人，到處打聽解決的辦法。這位貌美而堅強的婦女終於解開了疑慮，使用敏感性強的 RNA 檢驗，加上特異性強的 DNA 檢驗一起評估療效。每當精準醫學的檢驗結果為「測不到異常」的時候，就是一份喜悅。所以，這位太太可以說：「經過『過去』的處置後，癌症現在已經不見了。」

04　癌症能預防嗎？

　　癌症的預防有兩種情況，第一種情況是已經知道要預防什麼癌症，然後針對相關的風險因子去預防，在這裡我們把它稱為「針對性的預防」。第二種情況是不知道要預防什麼癌症，只好全面性的預防，在這裡我們把它稱為「老生常談式的預防」。這兩種情況的預防都是屬於預防醫學中的一級預防（primary prevention）。

第一、針對性的預防

　　雖然突變的發生有三種來源，不過癌症的發生絕大多數是多重突變所造成的。譬如「環境因素」加上「隨機錯誤」就可以產生多重的突變而導致癌症的發生。一個最常見的例子就是皮膚癌。因為皮膚癌就是「紫外線照射所引起的突變」加上「皮膚細胞的隨機突變」所造成的，因此單是減少日晒就可以阻止多重突變的發生，而降低皮膚癌

PRECISION MEDICINE

的發生率。與此相似的策略就是對於遺傳性的癌症，我們可以從「先天不良加上後天失調」之中去掉環境因素，來達到預防的目的。舉例說明如下：

• **食道癌**：2018 年有一項大規模的研究。這項研究有 456,155 人參加，年紀介於 30 到 79 歲。在這項研究裡受訪者要回答他們多常飲用熱茶以及什麼樣的溫度（溫的？熱的？還是燙的？）。也同時要說明他們是否抽煙以及每天喝酒是否超過 15 公克（一個標準的酒精供應量大約就是 15 公克左右）。研究調查包含抽煙和喝酒這兩項變數，是因為這兩項都是已知的食道癌病因。在長達九年的追蹤期間，一共有 1,731 位參加者被診斷出來有食道癌。研究發現，在喝滾燙熱茶的族群中，如果還同時喝酒超過每天 15 公克的話，那麼得到食道癌的機會是對照組（亦即不常喝茶而且喝酒每天不到 15 公克）的五倍。然而，如果只是喝熱茶而且沒有抽煙或喝酒的話，那麼得到食道癌的機率不會增加。研究人員認為，滾燙的熱茶會傷害食道的上皮細胞，因此會增加抽煙和喝酒的致癌風險。這個猜測不無道理，但是熱飲還必須到滾燙的程度才有這個影響。因此，有遺傳性食道癌的人應該避免抽煙、喝酒和熱飲。

• **大腸直腸癌**：2018 年有一個蠻有趣的醫學研究。他們研究食物種類對大腸直腸癌發生率的影響。他們依照

EDIP（empirical dietary inflammatory pattern）分數把食物分成兩類。分數高的容易引起發炎反應，我們在這裡簡稱為「上火的食物」，這類的食物包括加工的肉製品、高卡路里的含糖飲料、低卡路里的含糖飲料，以及蕃茄。相反地，分數低的則是具有抗發炎性，我們在這裡簡稱為「降火的食物」。這類的食物包括啤酒、葡萄酒、綠色葉類蔬菜、深黃色蔬菜，以及果汁。這項研究包括 1,441 位女士和 1,258 位男士。研究發現，男士若攝取「上火的食物」，那麼大腸直腸癌每年的發生率是 151/100,000；相反地，如果是「降火的食物」，那麼大腸直腸癌的發生率則減低到 115/100,000。就女士而言的話，則是由 92/100,000 降到 81/100,000。由這個研究來看，「容易引起發炎反應」的食物會增加大腸直腸癌的發生率。因此，擔心罹患大腸癌的人可從改變飲食來預防。

• 科學家很早之前就注意到肝癌、胃癌、和子宮頸癌的發生和微生物有關，因此提出了相關的預防方法：減少幽門桿菌的感染可減少胃癌的發生；減少 B 型肝炎可減少肝癌的發生；施打人類乳突病毒（HPV）疫苗可減少子宮頸的發生。從這個觀點來看，我們也可以透過減少口腔內的具核梭桿菌（見本書第 4.5 節），來預防大腸癌的發生（見本書第 5.2 節）。

第二、老生常談式的預防

絕大部分的癌症沒有家族史，這些癌症的出現乃因環境因素或不明原因所造成的。因此在預防的時候，沒有明確的方向，只能夠採取泛泛的養生方法，包括健康的飲食和生活型態（不抽煙、少喝酒、多運動）。舉例說明如下：

- 紐約 Rochester 大學針對 85,644 名停經後的婦女評估「規律的運動」、「飲酒不過量」，以及「健康的體重」是否可以減少乳癌的發生。在此所謂的規律的運動指的是，每星期有五次中度或劇烈的運動、每次至少 20 分鐘。所謂飲酒不過量指的是，每星期喝酒不超過七杯。健康的體重是指，BMI 維持在 18.5-24.9 之間。研究結果發現這三項能夠讓婦女減少四分之一的乳癌風險，不管是否有乳癌家族史的（在此所謂的乳癌家族史就是指，媽媽或姐妹在 45 歲之前得到乳癌）。

- 哥本哈根癌症流行病學研究所對 55,489 位（50 到64 歲的男女）追蹤 10 年。發現在這 10 年內有 678位得到大腸直腸癌。研究人員比較這群得到大腸直腸癌的人和其他的人，他們在生活型態上有什麼不同。比較的項目包括抽煙、喝酒、飲食、運動和腰

圍。結果發現，每天運動 30 分鐘以上、少喝酒（男士每星期喝酒不超過 14 杯，而女士不超過 7 杯）、不抽煙、腰圍瘦（男士腰圍少於 102 公分，而女士腰圍少於 88 公分），以及維持一個健康的飲食。這五項中任何一項都可以減少大腸直腸癌的發生，大約可減少 13% 的風險。如果這五項都具備的話，甚至可以減少 23% 的風險。

- 哈佛醫學院以及麻省綜合醫院的研究團隊，分析了 136,000 人超過 20 年的數據指出，健康的生活型態可以預防大約 20% 到 40% 的癌症個案數，以及約一半的癌症死亡率。這個團隊對於健康的生活型態有如下的定義：不抽煙或已經戒煙、從不喝酒或是適量的喝酒（亦即女士每天少於一杯，男士每天少於兩杯）、BMI 位於 18.5-27.5 之間，以及規律的運動（亦即每星期有 150 分鐘的中度運動，或者是 75 分鐘的重度運動）。把受研究的人分成兩組：有遵守健康生活型態的人列為低風險群，不遵守的列為高風險群。研究發現高風險群的女士比起低風險的族群，有高出 25% 的機會得到癌症，以及高出 48% 的機會死於癌症。高風險群的男士則有高出 33% 的機會得到癌症，以及高出 44% 的機會死於癌症。

PRECISION MEDICINE

由此可見，健康的生活型態包括維持攝取健康的飲食、規律的運動、健康的體重、減少喝酒以及不抽煙，可以預防癌症。世界衛生組織估計 30% 到 50% 的癌症是可以被預防的。

第三、癌症能夠逆轉嗎？

健康檢查中有所謂的癌症篩檢，目的是希望在沒有症狀的情況下早期診斷癌症。常規的方法是利用腫瘤指數及肉眼觀察（包括內視鏡、超音波、電腦斷層掃描和正子攝影）；高科技的方法則是透過 DNA 和 RNA 的分析。不論是用常規的檢查或者是高科技的檢查，目的都是想要偵測到非常初期的癌症，也就是所謂亞臨床的癌症。這在預防醫學中屬於二級預防（secondary prevention）。

從常規的檢查中偵測到的癌症通常大小在 0.7 公分以上。這些初診斷的癌症會根據其大小、有無轉移到局部淋巴結或遠處器官而分成一到四期。醫師再根據國際的指引治療。晚期的癌症通常無法治癒。然而，有時候奇蹟會出現，病人在沒有治療的情況之下，癌症竟然會消失，甚至連遠處轉移的癌症也會跟著不見，此謂之自發性消退。有歷史上記載的第一例是 14 世紀的義大利神父聖佩雷格琳·拉齊奧西（Saint Peregrine Laziosi）。他罹患脛骨腫瘤，

在預定截肢手術前一夜，他徹夜虔誠地禱告，奇蹟竟然出現，結果腫瘤消失的無影無縱。目前醫學上猜測，癌症自發性的消退可能和免疫力（見本書第 3.4 節）或病菌毒素有關，不過這仍然是一個謎。這種奇蹟大概約每 6 萬到 10 萬例發生一次。

如果連發生遠處轉移的癌症都有可能出現自發性消退，那麼亞臨床的一小撮癌細胞不是更有可能消失嗎？由於表觀基因受生活型態和環境因素影響甚巨，所以的確有可能藉由改變外在因素而讓亞臨床的癌症逆轉消失。至於是否真正消失還是需要有客觀的評估（見本書第 5.3 節）。

NOTES

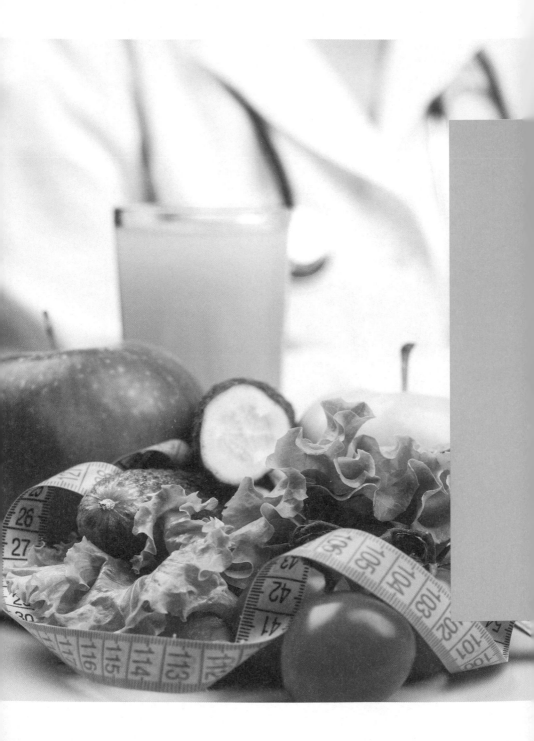

第 **6** 章

預防疾病
從懂得吃開始

很多人把肥胖和代謝症候群搞混。其實 30% 的肥胖者在代謝上是正常的；相反地，體重正常的人大約有 5-45% 在代謝上是異常的。一般而言，餐後血中的葡萄糖會升高，這不只會引起胰島素上升，也會使「瘦素 leptin」（一種讓人感到飽足感的荷爾蒙）升高，同時還會使讓人感到飢餓的荷爾蒙（類生長激素／飢餓素 ghrelin）下降。在這些荷爾蒙的作用之下，我們就會停止進食了。不過，如果是攝取果糖的話，那麼讓人感到飽足感的荷爾蒙（leptin）不會升高，而讓人感到飢餓的荷爾蒙（ghrelin）也不會下降，於是就會不停地吃，導致過度進食。於是出現肥胖，脂肪細胞產生胰島素抗性導致代謝症候群，甚至糖尿病的發生。

正如同第 1.4 節提到的：「如果肥胖本身不是問題，那麼我們從減肥的過程中得到的健康好處，其實只是因為矯正了肥胖背後的原因所致。」從這角度來看，就不難了解下面兩個研究的發現：

- 2006 年的研究發現，只需減重 5-10% 就有助於改善腰圍、血壓、空腹血糖、三酸甘油酯及高密度脂蛋白膽固醇（HDL-C）。
- 2019 年 7 月有一篇醫學論文指出，非肥胖者也能從減少卡路里的攝取中得到健康的益處。這是一個為

期兩年的臨床試驗。一共有 218 位健康而且非肥胖的人來參加這個臨床試驗。原本設定的目標是要參加者每天減少 25% 的卡路里，不過這個目標顯然太高了，參加者的達成率是每天只減少了大約 12% 的卡路里。不過即便如此，兩年後的評估發現：血壓下降、低密度膽固醇下降、發炎指數（C 反應蛋白）下降。此外，也發現體重減少了 10%。顯然單單只是減少每天卡路里的攝取量就可以獲得健康；減肥只是附帶的贈品而已。

　　總之，不管肥胖本身是否為疾病，減肥這個動作就是相當健康的方法。我們以下討論各種減肥的原理和方法。

卡路里進，卡路里出，但是難持久

　　基本上來說，庶民的減重方法不外乎運動（增加卡路里出）和節食（減少卡路里進）。

　　目前專家建議每天運動 30 分鐘，但想要有減重效果的話，每週起碼得運動 150 分鐘；若還想要長期減重的話，那麼每週更要運動長達 200-300 分鐘。然而，單靠運動而不節食的話，根據 1997 年的研究指出，這只有稍微的減重效果而已。2004 年有人作過研究發現，每週慢跑 20 英哩但不限飲食，結果 8 個月下來減不到 3 公斤。儘管如此，運動還是重要的，因為 1999 年的研究指出，光靠運動而不節食也可改善胰島素抗性。

　　在減重方面，飲食控制比運動有效。因為，在不增加運動量的情況下，每天光是食物熱量減少 500 大卡就可讓我們每週減重 0.45 公斤（1 磅）。 因此，美國國家心肺

血學院建議，每天飲食應該減少 500-1,000 大卡。當然，運動加上節食的效果最好，因為這不但能減重也能改善血壓、減低三酸甘油酯和提高 HDL-C。至於飲食控制，每位肥胖者必須依據精準的分類，而給予不同的因應措施。

減肥的方法真是五花八門。基本上只要認真執行，每一種方法都能在短時間之內看到減肥效果。2014 年美國醫學會期刊整理了 48 篇研究報告，涵蓋 7,286 名參加者。目的是要比較 10 種不同的飲食法，包括阿金飲食（Atkins）、South Beach、Zone、Biggest Loser、Jenny Craig、Nutrisystem、Volumetrics、Weight Watchers、Ornish、Rosemary Conley。結果發現，不管哪一種飲食方法都能有效地減重，平均六個月可以減到八公斤。

只要進去的比出來的多，那麼剩下的必定會被累積起來。這個簡單的道理成為肥胖的物理模式「卡路里進，卡路里出（calories in, calories out）」。

換句話說，如果「食物的攝取」超過「能量的消耗」，那麼多餘的卡路里就會以脂肪的方式在全身各處儲存起來，例如在腹內和腹部皮下屯積成腹部脂肪，在臀部和下肢形成周邊脂肪。根據這個簡單（但不完全正確）的道理，限制卡路里多年來成為減肥的金科玉律。

每天攝取熱量在 800-1500 大卡之間，謂之低卡路里飲食；若攝取熱量低於 800 大卡則謂之超低卡路里飲食。通常超低卡路里飲食的蛋白質含量只有 50 到 80 公克，用於快速減重，亦即 3 到 6 個月可減 13-23 公斤。不過，超低卡路里飲食只用於 BMI ＞ 30 的人，且必須在醫療的監控下才可使用。

卡路里的減少可從脂肪或碳水化合物下手。首先我們來談如何從脂肪著手。低脂飲食是指來自脂肪的卡路里要佔食物中總卡路里的 30% 以下。至於超低脂飲食則是脂肪的卡路里佔食物中總卡路里的 15% 以下，蛋白質和醣類則各佔 15% 和 70%。根據 1990 年的研究發現，若食物中脂肪的卡路里只佔總卡路里的 7% 的話，那麼一年下來體重可減 11 公斤。

接著我們來談如何從碳水化合物下手。典型的美國飲食中每天約有 200-350 公克的碳水化合物，約莫佔 55% 的卡路里攝取量。隨機試驗發現，在限制卡路里的飲食中，以蛋白質替換碳水化合物可強化減重效果。因此，降低飲食中的碳水化合物含量是正確的。所謂低醣飲食就是每天碳水化合物攝取量低於 60 公克。很多低醣食譜將醣類的份量限制在總熱量的 40-46%。根據 2003 年的隨機臨床試驗發現，低醣飲食比低脂飲食在前 6 個月有較佳的減重效

果，但是到了第 12 個月，兩者就沒差別了。如果是高血糖的病人，低醣飲食可改善血糖值，也可降低三酸甘油酯及增加 HDL-C，但低密度脂蛋白膽固醇（LDL-C）卻會跟著增加。

2015 年在《刺絡針》（又名柳葉刀）醫學期刊有一篇整理報告，作者從醫學文獻中找到 53 篇研究論文，涵蓋 68,128 名參與者。整理分析後，的確發現低碳水化合物的飲食比低脂肪飲食有更好的減重效果。更令人驚訝的是，高脂肪的飲食比低脂肪的飲食有更好的減重效果。這個結論告訴我們一件事情，減肥的人不必害怕吃豬腳肥肉了。顯然，含油量高的飲食不會讓人肥胖，這顛覆了很多人的直覺。以後勸人減肥就不要再講少油、少鹽之類的陳腔濫調了。

餐後 2 小時血糖值是用來評估飲食的「升糖指數」（見本書第 4.3 節）。有些飲食法強調此目的，這就是所謂的低升糖指數飲食。然而 2007 年的隨機試驗發現，這種飲食法除了因限制卡路里而產生的減重效果外，沒有額外的減重效果。所以，低升糖指數飲食並非減肥餐。

減少卡路里的效果能撐多久？《新英格蘭醫學雜誌》是世界排名第一名的醫學期刊。這本期刊在 2009 年刊登

一篇研究減肥論文，比較四種減少卡路里的飲食方式：脂肪高或低量配上蛋白質高或中等量。這個研究有 645 人參加，經過了六個月的飲食計劃後，發現這四種飲食模式都達到一樣的減肥效果，參加者在六個月後平均減少了 6.5公斤。不過在一年後參加者都出現復胖，所以最後體重只減輕了平均 4 公斤。 顯然不管飲食內容如何設計，只要能夠減少每天總卡路里的攝取量，都能夠讓人減肥；只是不能保證有長期效果罷了。

　　為什麼時間久了，減肥都會失敗？專家認為是因為減少總卡路里的攝取會降低我們基礎的代謝率。研究發現，限制六個月大的老鼠飲食中的卡路里，可降低代謝率，體溫也會降低約 2℃。體溫下降，當然耗氧量也跟著減少。此外，三碘甲狀腺素（增加代謝率的荷爾蒙）也會因為飲食的卡路里受限而顯著地下降。當減肥者感到身體不舒服以及有強烈的飢餓感時，就會撐不下去，當然就復胖了。

STEP 02 重返原始，回歸到大自然的設計

由於愈接近西方國家生活型態的民眾愈容易出現肥胖，而典型的美國飲食充斥著加工食品，因此有人試驗：少吃點人工食物是否就能夠減肥？2018 年美國醫學會期刊發表一篇論文，研究人員找了 609 位 18 到 50 歲的成人，做了一項為期 12 個月的研究。結果發現只要食材使用大量的蔬菜、盡量少用蔗糖與精緻麵粉和反式脂肪，並且儘量使用全食（whole foods）── 也就是非加工的食品，那麼就能夠有效地減重，不管飲食中含的是低脂肪或者是低碳水化合物的食材。

光是刪掉加工食品就能減肥，那麼回到更早時期的飲食不是會更好嗎？2018 年多國科學家聯合研究 5,300 年前的奧茲冰人，此史前時代的人是考古學家於 1991 年在阿爾卑斯山發現的。這位奧茲冰人胃中殘留的食物除了有相

當高比例的脂肪外，還有肉（羱羊、馬鹿）和穀物。他的飲食是介於原始人飲食和農業社會飲食之間的，因為農業是約莫在 1 萬年前才出現。

在人類演化史上，人出現在大約 200 萬年前。想想看，人類 200 萬年來處理食物的基因，能夠在短短一萬年內改變到足以適應農產品嗎？肥胖、糖尿病、心血管疾病和癌症等文明病是否就是演化上無法適應所造成的？這是難以證明但頗有道理的看法，專家學者們稱之為「不協調假設（discordance hypothesis）」。根據這個假設，人類的基因體還沒有演化到可以適應農產品作為飲食的來源。這類的農產品食物包括穀類、豆類、馬鈴薯、乳製品和加工食品。因此持這種看法的專家認為，在改善飲食上可回歸到原始，採取原始人的飲食法（Paleo Diet），亦即模擬舊石器時代的飲食──攝取肉類、魚類、蛋、堅果、水果、蔬菜。

為了查證原始人飲食法是否能讓人減肥，2019 年有一篇巴西的整理性研究報告，研究人員總共整理了 11 篇的隨機臨床試驗報告。統合分析研究發現，原始人飲食法和對照組比起來，的確可讓人減少 3.52 公斤，BMI 減少 1.09Kg/m^2，腰圍減少 2.46 公分。

不過，有科學家認為，原始人飲食減肥法不適合有心血管疾病傾向的人。2019 年澳洲和紐西蘭的研究發現，長時間採用原始人飲食法會改變腸道菌叢，會增加血中氧化三甲胺（TMAO）的濃度。TMAO 是腸道厭氧菌分解紅肉或蛋，將膽鹼轉變成的。2013 年美國的研究發現 TMAO 會增加心臟病、中風或死亡之機率。科學家用電腦斷層掃描奧茲冰人，同樣地發現這位 40 多歲的史前時代人，他的大血管也有高度的粥狀硬化疾病。

　　還有比原始人的飲食更接近大自然的嗎？不論是遠古時代還是現代，嬰兒的營養來源都是母乳，所以從嬰兒的代謝狀況來思考，或許能夠推想出符合生理及基因演化的最佳條件。哺乳類的奶水提供什麼樣的能量給嬰兒呢？幾乎所有哺乳類奶水中都有 10-20% 為中鏈脂肪酸。中鏈脂肪酸很容易被肝臟代謝產生酮體。足月生產的嬰兒其皮下脂肪大約有 500 到 600 公克，母乳中的脂肪經過吸收後會儲存到嬰兒的皮下脂肪。

　　皮下脂肪由長鏈脂肪酸和少量的中鏈脂肪酸組成，可持續地提供酮體作為嬰兒的能量。因此嬰兒血中的酮體（β-羥基丁酸）濃度維持在大約 0.2-0.5 mM，這種濃度就是營養性酮血現象（nutritional ketosis）。所謂酮血現象就是身體產生酮體以作為能量來源的代謝狀態。成人的

腦子佔體重的 2%，但是卻消耗身體所有能量的 20-23%。對於一個如此耗能的器官而言，如何保持穩定的能量來源是非常重要的。腦細胞除了可以使用葡萄糖作為能源外，也可以使用 β - 羥基丁酸和乙醯丙酮這兩種酮體作為能量來源。

酮血現象對嬰兒來說是正常的，對於原始人而言酮血現象也是常態的。原因如下：(1) 原始人打獵，基本上就是劇烈的運動，而正常成年人劇烈的運動 90 分鐘血中的酮體（β - 羥基丁酸）濃度就能達到 1-2 mM。(2) 原始人的食物多肉，獸肉中的油脂含量一定遠高於目前的飲食。前面提到的奧茲冰人，他的胃中殘留的食物就有相當高比例的脂肪，而酮體的來源就是脂肪酸的氧化產物。顯然，嬰兒和原始人都是採取大自然的最佳設計「營養性酮血現象」，來因應飲食環境對健康的影響。相反地，現代人的飲食以碳水化合物為主，甚至還刻意地減少油脂含量，所以偏離大自然現象甚遠。

03 古人的智慧：斷食

　　原始人的飲食除了食物內容跟現代人不一樣外，用餐的頻率也大不相同。古代原始人以狩獵為食物來源，因此在未獲得獵物之前必然是處在斷食的狀態。其實世界各地也都有斷食的風俗。各地先人對這些知其然而不知所以然的斷食習俗，各有不同的自圓其說內容，但無論如何，斷食在健康上是有益處的，否則無法流傳這麼久。

　　早在 1935 年科學家麥凱就有觀察到，減少食物的攝取量可以增加老鼠的壽命。其實研究人員減少老鼠食物卡路里的結果是，老鼠通常在三個小時內把食物吃光光；所以老鼠變成一天只吃一頓而已，斷食長達 21 小時。那麼限制卡路里造成的長壽效果是否是因為斷食所造成的？

　　2019 年美國衛生研究院的老齡研究所進行一個研究，他們不減少食物的卡路里，但是把一天的飲食全部一次拿出來給飼養的動物吃，發現牠們通常會在 8-12 小時之內

把食物吃光，所以還是斷食 12-16 小時之久。以這種一天一餐的方式餵食老鼠，結果發現真的能夠改善健康和延長壽命。

2019 年 12 月出刊的《新英格蘭醫學雜誌》就有一篇論文討論斷食對健康的益處。約翰霍普金斯大學的科學家在這篇醫學論文清楚的列出，斷食能夠增加細胞抗氧化的能力、DNA 修復的能力，以及減低發炎程度。在動物實驗中也發現這種飲食方法能夠提高組織修復的能力，因此可以保護腦部、心臟、肝臟和腎臟受到缺氧傷害的影響。

斷食可以減少腫瘤的發生以及在癌症化療中保護正常細胞減少傷害。此外，使用這種飲食也能夠改善血壓、血脂和血糖。在採用這種飲食二到四個星期後，就可以明顯地看到心血管健康的改善。在停止了這種飲食方法幾個禮拜後，改善的成果也就跟著消失了。

約翰霍普金斯大學的科學家在這篇論文中也有解釋為什麼斷食會有這個現象：因為當外界的營養和卡路里中斷時，細胞會處於修復的模式，此有益於健康。相反地，當外界不乏於營養和卡路里時，人體的細胞就處在生長和複製的模式，沒有機會修復。這裡所謂的修復模式就是日本科學家大隅良典教授長期研究的自體吞噬。他的研究發

現，禁食可讓細胞透過自體吞噬的方式把受損的蛋白分解作為能量用，而有助於健康。大隅良典因此獲得 2016 年諾貝爾生理學和醫學獎。

根據上述科學的理論，我們應該一天只能吃一頓。把一天該吃的營養集中在一餐吃掉。**因為當我們採用少量多餐的飲食方式時，體內的細胞就一直處在生長和複製的狀態，沒有機會修復自己。**反過來說，如果一天只吃一餐那麼就可以提供足夠的時間讓細胞修復自己獲得健康。換句話說從，少量多餐是錯誤的養身觀點。（見本書第 3.3 節）

約翰霍普金斯大學的科學家建議，每天斷食的時間要長達 14 到 18 小時。不過，如果一天吃一頓，那麼在空腹的時候不擔心血糖過低，頭昏、全身無力嗎？別擔心，正常成年人一天只吃一頓（斷食 12-16 小時）血中的酮體（β-羥基丁酸）濃度能達到 0.3-0.6 mM；而隔天吃一餐（斷食 24 到 48 小時）血中的酮體濃度能達到 0.5-2.0 mM。

我們在第 6.2 節中就有提到酮體是一種非常好的能量來源。即便斷食不會導致頭昏無力，但是不會餓嗎？當今這個社會有多少人能夠堅持一天只吃一頓呢？難道原始人有一頓沒一頓的不會餓嗎？2015 年英國的研究發現採用原始人飲食法，餐後三個小時抽血，發現血中 GLP-1 和

PYY 會明顯地升高。GLP-1（昇糖素類似胜肽）和 PYY（酪胺酸酪胺酸胜肽）這兩種腸道荷爾蒙會讓人降低食慾。顯然，原始人飲食法的確可讓人很快地得到飽足感，所以不會讓人處在飢餓的感覺中。

04 現在正夯的生酮飲食

　　前面提到健康的飲食方法應該是把一天該吃的營養集中在一餐吃掉，不過這種飲食方法不符合現代人生活習性，很難持之以恆。即便是為了治療癲癇而採取的斷食法，其實也頗困難執行。因此，梅約診所的 Russell Wilder 醫師於 1921 年設計出模擬斷食狀態的「生酮飲食」來治療癲癇。由於效果良好，生酮飲食在 1930 年代被廣泛地使用，一直到 1939 年藥廠推出苯妥英鈉後才式微。

　　生酮飲食被遺忘多年後，紐約的心臟科醫師阿金（Dr Atkins）於 1972 年提倡這個飲食方法，把它改為減肥用的低碳水化合物飲食。阿金醫師也因此寫了 17 本書來推廣他的阿金飲食。當年主流醫學和營養學界對生酮飲食的科學性不太了解，對阿金飲食法有相當程度的排斥，所以阿金飲食只有部分人使用，在那個年代並不太流行。

　　生酮飲食重新被社會重視是因為 1997 年一部催淚的

好萊塢電影《First Do No Harm》。這劇名源自於長期以來被誤認為是醫師誓詞中的一句名言 Primum non nocere（拉丁語，意為「首先，請勿傷害」），電影中文劇名為《不要傷害我的小孩》。由好萊塢女星梅麗爾・斯特里普（Meryl Streep）免費擔任女主角。這部電影的製片人因為他兩歲的兒子罹患藥物難以治療的癲癇，最後找到約翰・霍普金斯醫院成功地用生酮飲食控制病情。為了讓更多的人認識生酮飲食，這部電影的製片人不但舉辦醫學會議、創立基金會，還拍了這部電影為生酮飲食做了代言人。

2004 年有一位矽谷電腦工程師愛上西藏的酥油茶後，回美國發明了一個類似品。2009 年他把這種咖啡稱為防彈咖啡，並大加推廣。2013 年美國電影明星謝琳・伍德蕾發了一條推文吹捧防彈咖啡。接著一些名人在電視媒體廣為宣傳，以致於現在防彈咖啡變得非常火紅，甚至擴展成為一種非常夯的庶民版生酮飲食。最近這幾年生酮飲食被一些名人大力推薦作為減肥用，如 1998 年的奧斯卡最佳女主角葛妮絲・派特洛、美國職業籃球運動員勒布朗・詹姆斯和國際時裝模特兒金・卡戴珊等人。

生酮飲食由高量的脂肪、少量的蛋白質和低量的碳水化合物所構成。在這種食物的組合下，體內的葡萄糖會供應不足，因而身體的代謝模式轉入脂肪代謝，脂肪酸的

氧化產生酮體，讓我們身體產生營養性的酮血現象。基本上，酮體是由肝臟製造的。每天的產量可達 150 公克。由於酮體產生的能量比葡萄糖還要多 8-20%，因此酮體是體內有效的能量來源。生酮飲食會使血液中的胰島素和葡萄糖明顯的下降。不過血中葡萄糖值還是在正常範圍內（亦即 > 4.4 mmol/L）。血糖下降使得細胞裡面的三酸甘油酯分解成甘油和脂肪酸。甘油可進一步轉變為葡萄糖以維持血糖值；脂肪酸則轉變為酮體。

　　一般而言，生酮飲食的目標是要達到 0.6-3 mM。生酮飲食一個星期可達到 2-5 mM。大部分的人可達到 2-3 mM。通常採取生酮飲食的兩星期內可減重達 10 磅左右，不過，這基本上是利尿的效果。然而只要酮血現象能夠持續下去，那麼飢餓感就會逐漸消失，整體卡路里攝取量的減少可促進減肥效果。在醫學研究上有很多報告指出，生酮飲食可以增加心肌功能和骨骼肌耐力、提升認知能力、減肥和改善代謝、降低血糖、減少發炎、抗癌效果和加強免疫力。甚至在動物實驗中發現，酮體 β-羥基丁酸可延長秀麗隱桿線蟲的壽命。生酮飲食真的可以延長哺乳類動物的壽命嗎？

　　2017 年加州大學比較生酮飲食（脂肪 89%、蛋白質 10%、碳水化合物 < 1%）、低碳（水化合物）飲食（脂

肪 70%、蛋白質 20%、碳水化合物 10%）和標準飲食（脂肪 17%、蛋白質 18%、碳水化合物 65%）對老鼠壽命的影響。研究結果發現，以標準飲食飼養的老鼠當作對照組，生酮飲食可以顯著的增加老鼠壽命；低碳飲食可略為增加壽命，但是沒有統計學上的意義。不過，2017 年舊金山大學用隔週餵食生酮飲食的方法來養老鼠，發現生酮飲食雖然可以減低死亡率，但是無法延長壽命。看來生酮飲食在延長壽命方面沒有定論。

沒有一種治療是沒有副作用的，如果把生酮飲食作為一種治療手段的話，自然也不例外會碰到下列的副作用。

- 採用生酮飲食的人 75% 會出現胃腸道的症狀，常被稱為酮感冒。一部分是因為生酮飲食缺乏纖維和體積，另一部分是因為脂肪會降低食道括約肌的張力、減緩胃的排空，以及減少腸胃通過的時間，所以胃食道逆流和便祕最為常見。此外，酮體會引起噁心。也有文獻報告胰臟炎、脂肪肝和膽結石的案例。

- 典型的生酮飲食缺乏維他命、微量元素、電解質，因此生酮飲食者必須做適當的補充。

- 生酮飲食會出現尿酸升高，10% 的人會出現腎結石。尿酸石比草酸鈣結石更為常見。酮體由尿液排

出時會造成尿液的酸性增加、鈣值升高和檸檬酸減低，因而可增加腎結石形成的可能性。

- 60% 的生酮飲食使用者會出現高血脂，包括三酸甘油酯、LDL、VLDL 升高和 HDL 下降。血脂異常的情況可以在使用後任何時間出現。

- 生酮飲食會引起花生四烯酸對二十二碳六烯酸酯之比率升高。如果 Omega-6 對 Omega-3 的比例升高，那麼心血管疾病的潛在性風險會增加。

- 生酮飲食會造成硒的缺乏，而引起心肌病變或 QT 延長症候群。

- 兒童生長遲滯：生酮飲食可能會影響兒童的身高。身高是由 IGF-1 和 GH 兩種荷爾蒙所控制的。研究發現使用生酮飲食一年後 IGF-1 出現明顯的下降。

- 嚴重時生酮飲食會影響荷爾蒙的途徑、基因的調節，以及神經傳導物的產生。

- 酮酸中毒食在下列罕見的情況下發生：罹患第一型糖尿病、酗酒、懷孕、哺乳、服用某些藥物、藥物過量或有機化學物中毒。不過這些情況很少或不應該發生，所以在有經驗的醫師指導下執行生酮飲食就不必擔心酮酸中毒的發生。因為健康人採用正確的生酮飲食大約可在血中產生 0.5 到 4.5mM 的酮體。在這種濃度下的營養性酮血現象情況，酮體是

不會改變血中酸鹼度的，所以是安全的。有研究指出在正確的指導下飢餓 60 天也可以避免酮酸血症的發生。

民眾從網路上抓到的訊息非常雜亂，即便是生酮飲食專家的配方也不盡相同：有的專家認為脂肪應佔每天攝取熱量的 55-60%、蛋白質 30-35%、碳水化合物 5-10%；有的專家認為脂肪應佔 75%（＞ 70-80%）、蛋白質 20%（＜ 20-25%）、碳水化合物 5%（＜ 5-10%）；有的專家提出簡單的配方，建議蛋白質加上碳水化合物只佔全部熱量的 10-20%，其餘的熱量（80-90%）來自於脂肪；更有的專家提出嚴格的配方，建議大約 90% 的卡路里來自於脂肪的代謝，而不到 1% 的卡路里來自於碳水化合物的代謝。

2007 年的研究報告指出，老鼠以蛋白質佔 4.5% 的生酮飲食餵養 12 星期，可看到維持性的減重。然而，耶魯大學的科學家在 2020 年發表研究報告指出，老鼠以蛋白質佔 10.4% 的生酮飲食餵養一個星期後，可看到脂肪開始堆積，幾個月後出現肥胖和血糖值失控。所以錯誤的生酮飲食對健康有害。

由於有這些副作用，生酮飲食必須在專業的醫師指導下進行。每三個月要做一次血液和尿液的檢驗，包括血

脂。總之，生酮飲食不要自己研發。沒有達到療效的話根本就是白忙一場；如果出現副作用的話，那就是得不償失。

05 理想的飲食

　　以上討論的各種西方飲食方法都有其利弊，而且大都是為減肥而設計的。食物不好吃也就罷了，就算能夠持之以恆，減肥成功了，可是距離理想的健康還有一段距離呢！理想的飲食應該目標大一點，需要朝向「清除癌症（Cancer）」、「對抗老化（Aging）」和「避免毒素（Toxin）」的目標邁進（圖 6）。

第一個目標、清除癌症（C）

　　罹患癌症的人數每年持續的增加，估計到了 2032 年全世界會有 2200 萬人得到癌症。根據美國 SEER 資料庫顯示，43% 的男性和 38% 的女性終其一生中會罹患癌症。就全世界的人而言，大約 40% 的人終究一生會得到癌症。

　　本書第五章有解釋癌症發生的原因，其中後天因素占絕大部分。每位癌症病人都有他特定的後天因素，後天因

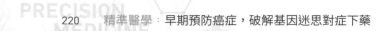

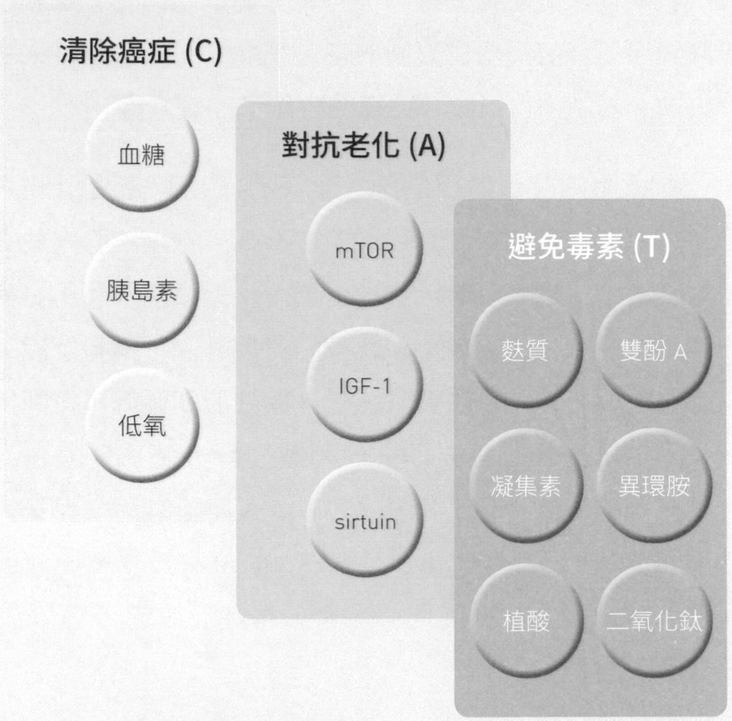

圖 6　理想的飲食應該能夠清除癌症 (Cancer)、對抗老化 (Aging) 和避免毒素 (Toxin)。清除癌症的三個關鍵點要放在控制血糖、胰島素和低氧。對抗老化調降 mTOR、IGF-1 系統和調升 sirtuin 系統。避免毒素要鎖定常見的麩質、凝集素、植酸、雙酚 A、異環胺和二氧化鈦。

素中又以飲食最為重要。這麼說沒有誇大其詞，因為癌細胞的代謝情況跟正常細胞不太一樣。癌細胞因為粒線體出現故障，所以它需要從周圍的正常細胞中，竊取能量來維持生命。基本上可以說，癌細胞是能量的寄生蟲。

癌細胞的粒線體因為不完全正常，所以產生的能量（ATP）約佔癌細胞全部耗能的 36-99%。當癌細胞處於高糖的環境中，這個產能比例會更低；反過來說，利用發酵糖解作用所產生的能量比例就會相對地升高。換句話說，明明周遭環境有充足的氧氣，但是癌細胞卻偏偏選擇利用低效率的產能方式（亦即，葡萄糖發酵分解為乳酸作為能量來源）。此現象最早於 1924 年由德國科學家奧托・海因里希・瓦爾堡（Otto Heinrich Warburg）發現，因此「有氧糖分解」就被後世科學家稱為瓦氏效應（Warburg effect）。

2009 年美國費城的科學家發現，瓦氏效應並不足以提供癌細胞足夠的能量，因此癌細胞必須從周圍的正常細胞竊取乳酸來產能，此謂之「反向瓦氏效應」。癌細胞竊取能量的方法是，透過釋出氧自由基使周圍的正常細胞增加「低氧誘導因子」，逼得周圍的正常細胞出現瓦氏效應產生乳酸，再將乳酸回饋給癌細胞作為能量使用。

癌細胞要大費周章地盜取周圍細胞的能量，是因為它要把自己攝取的葡萄糖留下來，用於製造核酸和丙酮酸。由於葡萄糖是通過細胞表面的 GLUT 受體進入細胞的，而癌細胞的 GLUT 數量大增，所以癌細胞可攝取大量的葡萄糖。不過因為瓦氏效應的關係，葡萄糖進入細胞後主要用來製造核酸和丙酮酸。同時，胰島素活化 mTOR2 分子，使進入粒線體的丙酮酸用於產生脂肪。

　　癌細胞在繁殖的初期因為還沒有血管的供應，所以會有局部環境的低氧狀態。低氧除了能加強瓦氏效應產生乳酸外，也能夠誘發「低氧誘導因子」的產生。低氧誘導因子能抑制丙酮酸變成乙醯輔酶 A，因此過量的丙酮酸就會用來產生更多的乳酸。又因為乳酸能穩定低氧誘導因子，所以乳酸和低氧誘導因子兩者之間會造成惡性循環。更糟的是乳酸可透過低氧誘導因子活化致癌基因。

　　從上述簡單的描述我們可以知道，**癌細胞的代謝和正常細胞真的很不一樣，而其中的三個關鍵點就是血糖、胰島素和低氧**。所以抗癌的飲食就必須從這些關鍵點著手。

　　根據美國 2015-2020 年第八版的飲食指引，男性成人每天需要攝取 2000-3000 大卡，女性成人每天需要攝取 1600-2400 大卡。指引建議的飲食組成為碳水化合物 45-

65%、蛋白質 10-35%、脂肪 20-35%。由於世界各國都抄襲美國的指引，因此上述的飲食建議都被各國的專家所採用。然而，這個飲食建議並沒有考慮到如何預防癌症。

　　根據我們前面說明的抗癌關鍵點來思考，美國飲食指引所建議的配方應該朝低碳高脂飲食的方向修改。一般而言，當碳水化合物的比例低於每天攝取熱量的 20%，亦即每天攝取的碳水化合物約 60-100 公克的時候，我們稱之為低碳飲食。這種低碳飲食的蛋白質含量可高可低。如果蛋白質佔每天攝取熱量的 30-35%，脂肪 45-50%；這就是低碳高蛋飲食。如果蛋白質佔每天攝取熱量的 20%，脂肪 75%，這就進入低碳高脂飲食的範疇了。此外，我們還需考慮什麼樣的飲食能夠讓 mTOR 系統保持安靜。這部分和下一個議題「對抗老化」重疊，可以一起說明。

　　現在來討論低氧的問題。這裡指的低氧不是說運動時喘不過氣的情況，而是指局部組織中一小撮癌細胞能夠忍受低氧而存活下來的現象。癌細胞有這個特異功能是因為低氧誘導因子能夠活化 VEGF 基因，導致新血管的製造。這個低氧誘導因子讓動物細胞在外界環境氧氣濃度改變時，能夠適應並生存下來。此重大發現讓哈佛醫學院凱林、牛津大學拉特克里夫及約翰霍普金斯大學史門沙三位醫師榮獲 2019 年諾貝爾生理暨醫學獎。

低氧誘導因子對癌細胞的生存非常重要，因此如何讓低氧誘導因子消失也是抗癌的關鍵點。近幾年的研究發現，低氧誘導因子的分解需要氧氣、2- 酮戊二酸和維他命 C。在這三個要素中我們可以控制的大概就是維他命 C 了。控制的目標是讓細胞內的維他命 C 濃度達到大約 150-300 微摩爾／升。在這種情況下，癌細胞就會因為缺乏低氧誘導因子而無法存活。

第二個目標、對抗老化（A）

　　美國霍普金斯大學的科學家伯特・渥克斯坦說：「只有單一的突變是不太可能造成癌症的。」的確沒錯，癌症多半需要累積好幾個基因的突變才能發生，而每一個突變的出現是需要一點時間才能發生的。這麼加起來，癌症的出現還真需要一點歲月，怪不得癌症的發生會隨著年紀增長而增加。根據目前的統計，77% 初次診斷的癌症是發生在 55 歲以上的人，超過一半以上的癌症發生於 70 歲以上的老年人。癌症死亡的年齡中位數是 73 歲。由於癌症的發生會隨著年紀增長而增加，而且除了白血病外癌症很少出現在年輕人，因此老化和癌症有關聯。其實，老化和癌症在生物學上是有許多的相似處，那就是細胞的傷害會隨著歲月而累積。這也就難怪美國霍普金斯大學的史提芬・貝林教授說：「癌症最主要的危險因子大概就是年齡了」。

所以，對抗老化不只可以延長壽命，也可以預防癌症。

目前科學文獻裡可以找到資料來延緩老化的方法就是「限制飲食的卡路里」。亦即，在不會造成營養不良的情況下，減少飲食的卡路里 20-40%。限制飲食卡路里產生的老化延緩和減肥無關，但可能和氧化壓力有關。1982 年和 1985 年分別有科學家發現，不受限制隨意攝食的老鼠，出現肥胖及老化的病理變化。相反地，限制老鼠飲食中的熱量（但還不致於造成營養不良的話），則可增長老鼠的壽命 50%。然而，限制卡路里的飲食並非因為減少身體脂肪而延長壽命。因為被限制卡路里飲食的老鼠群中，身體脂肪多的老鼠並不會比較短命。而且，「不受限制可隨意攝食」的老鼠中，也未看到「身體脂肪量」與「壽命的長短」有任何關聯。此外，還有實驗研究指出，限制飲食的卡路里的確可降低「急性氧化壓力」對身體組織所造成的傷害。身體各器官組織中，最易受到氧化傷害的就是腦部、心臟和骨骼肌。這些器官絕大多數是由「有絲分裂後的細胞」所組成的。我們常常碰到「隨年齡而出現退化病變」的組織就是這些部位。由先前的說明我們不難瞭解，研究者讓十五個月大的老鼠不受限制地隨意攝食，如此可造成老鼠體內蛋白質的氧化傷害。接下來只要限制老鼠的飲食卡路里，那麼五週就可以看到老鼠腦部蛋白質的氧化

傷害減少。相反地，先限制老鼠飲食中的卡路里，再讓牠大吃大喝 5 個星期，我們就可以看到腦部蛋白質的蛋白氧化傷害增加。顯然，「限制飲食的卡路里」能很快速地保護腦部不受氧化的傷害。相反地，此保護作用也可因「不限制飲食」而迅速地失去。

在老鼠的試驗裡，限制卡路里可以增加壽命 40%。如果以此模型來推估的話，人類可藉由「限制卡路里的飲食」可增加壽命至少 30 年。不過，目前我們沒有以人類為實驗對象的研究報告。上個世紀末的時候，科學家首次以靈長類恆河猴為對象，來研究減少食物的攝取是否可以增加壽命。這種研究有兩個，一個在威斯康辛大學執行，另外一個在美國衛生研究院的老齡研究所執行。威斯康辛大學的研究發現，限制卡路里的攝取能夠增加恆河猴的壽命；從存活率來看的話，能夠從 50% 增加到 80%。不過，老齡研究所的研究結果卻發現，限制卡路里的攝取不會增加恆河猴的壽命，不過倒是可以減少癌症的發生率。

雖然目前沒有直接以人類為對象的限制卡路里研究，但是間接的證據倒是還有。譬如，在第一次世界大戰時，丹麥人被強迫減少食物供應，結果死亡率也同時減少了 34%；第二次世界大戰時，挪威人的飲食卡路里供應被迫減少 20%，結果死亡率也同時減少了 30%；沖繩地區飲食

的卡路里一向比日本其他地區少 20%，而其人瑞數目則比工業國家多四到五倍。

科學家從基因調控的角度，來研究限制卡路里攝取所引發的變化，結果發現細胞內有兩個系統（mTOR 和 IGF-1）被調降，另有一個系統（sirtuin）被啟動。mTOR（哺乳動物雷帕黴素靶點）的說明請見上文（第 224 頁）；IGF-1（類胰島素生長因子）的說明請見第 45 頁；sirtuin（去乙醯酶）是一種從酵母菌到哺乳類動物細胞都有的蛋白。它和代謝的調節有關，能夠讓細胞抵抗飢餓。如果我們不限制卡路里也能調控這三個系統的話，這會是一個非常可行的延年益壽方法。其實現在已有一些老藥或保健品可分別達到類似的效果。不過目前還沒有臨床試驗佐證，所以在此不宜多言。

從比較安全的做法（例如飲食的改變）切入會容易得多。從這個角度來看，我們的飲食要減少糖分、麩醯胺酸、白胺酸和精胺酸的含量。從實務面來看的話，限制卡路里等目標可由改變飲食的內容或改變飲食的量來著手。採用前者（改變飲食內容）比較容易成功。但是如果要採取後者的策略（單純用減少食物量）來減少卡路里的話，那麼一定要同時進行斷食策略才會成功。因為有前例可循，早在第二次世界大戰時美國就在明尼蘇達州進行了一個研究

計劃：讓參加者在 24 個星期中減少卡路里的攝取以達到減重 25%。這個人類試驗是一天吃兩頓。試驗結果慘不忍睹，很多參加者產生心理和精神上的問題，例如性慾低落、退縮和孤立、憂鬱症、歇斯底里，甚至自殘。可見斷食的重要性。

第三個目標、避免毒素（Ｔ）

對於明顯的毒素，我們只要在日常生活中小心一點，通常都可以避免。我記得在國泰醫院擔任病理暨檢驗醫學部主任時，有一次和朋友去知名的餐館用餐。朋友點了一道蔬菜，我們都覺得很新鮮也很好吃。沒想到才剛回到家，就要衝去洗手間。拉肚子後才想到，原來新鮮的金針花含有毒素秋水仙鹼。這種很明顯的食物中毒，通常不會犯第二次錯誤。

但是對於非常不明顯的毒素，我們就很難避免，甚至於還因為不知道有礙健康而長期食用。這類的毒素包括麩質、凝集素、植酸、雙酚 A、異環胺和作為起雲劑和白色食用色素的二氧化鈦。這些毒素在我們的日常飲食中很常見，非專業人員很難察覺。正因為它們很難避免，所以就有可能長期食用而引起慢性疾病。這類的毒素可以引起下列不良反應：

- 傷害腸道上皮細胞而造成營養不良。
- 結合到紅血球引起凝集而造成貧血。
- 結合到胰島素受體引起胰島素抗性。
- 激活嗜鹼性白血球引發非過敏性食物敏感。
- 激活巨噬細胞和單胞球產生發炎性細胞激素。
- 誘發免疫球蛋白而造成食物過敏或其他的免疫反應，例如類風濕性關節炎。
- 抑制微量元素鐵和鋅的吸收。
- 引起大腸直腸癌的發生。
- 改變腸道菌叢而使結腸炎惡化。
- 造成腸燥症，甚至引起思覺失調症。

上述的飲食原則都有科學文獻做佐證，然而因為以下的原因而使得有益健康的飲食很難執行。

⑴ 目前各國的飲食指引只講求足量的卡路里和營養素以作為身體成長所需。預防慢性病和癌症並非飲食指引的重點。再加上營養師不夠了解疾病的機轉，而醫師通常也不太了解飲食方面的生化學，所以目前既有的各種飲食方法都不可能有抗癌效果。

⑵ 延年益壽抗老化，自古以來就是大家夢寐所求的，然而各種民間的養生方法多半是想當然耳的說法，從來就

沒有科學的基礎。近年來雖然科學研究已慢慢地揭開長壽基因的調控，但是長壽從來就不是醫學教科書中的課題。因此在健保體系下工作的醫師，通常也不太接觸這方面的科學新知。在這些情況下，正襟危坐或謹小慎微的人就會對延年益壽的方法，嗤之以鼻視為無稽之談了。

(3) 國內外的食材種類非常多，現在運輸業也非常發達便利；此外，加工食品業蓬勃發展，再加上速食和外食機會大增。在這種情況下，如果食材毒性不明顯的話，就非常難避免了。更何況現在很多人強調食材的多樣化，因此接觸到有毒食物的機會就更多了。

如果各方面的專家能夠合作，以上的困難點就容易排除了。然而，即便如此，如果一個人習慣性地排斥科學新知，那麼聽再多的醫學意見也是枉然。或者真的是科學只渡有緣人吧！

CARE053

精準醫學：早期預防癌症，破解基因迷思對症下藥

作　　者—曾嶔元
主　　編—林菁菁
企劃主任—葉蘭芳
封面設計—十六設計
內頁設計—李宜芝

董 事 長—趙政岷
出 版 者—時報文化出版企業股份有限公司
　　　　　108019 臺北市和平西路 3 段 240 號 3 樓
　　　　　發行專線－ (02)2306-6842
　　　　　讀者服務專線－ 0800-231-705・(02)2304-7103
　　　　　讀者服務傳真－ (02)2304-6858
　　　　　郵撥－ 19344724 時報文化出版公司
　　　　　信箱－ 10899 臺北華江橋郵局第 99 信箱
時報悅讀網—http://www.readingtimes.com.tw
法律顧問—理律法律事務所 陳長文律師、李念祖律師
印　　刷—勁達印刷有限公司
初版一刷—2020 年 10 月 9 日
初版七刷—2024 年 8 月 9 日
定　　價—新臺幣 350 元
（缺頁或破損的書，請寄回更換）

時報文化出版公司成立於一九七五年，
並於一九九九年股票上櫃公開發行，於二〇〇八年脫離中時集團非屬旺中，
以「尊重智慧與創意的文化事業」為信念。

精準醫學：早期預防癌症，破解基因迷思對症下藥 / 曾嶔元著 .
-- 初版 . -- 臺北市：時報文化 , 2020.10
　　面；　公分

ISBN 978-957-13-8345-3(平裝)

1. 醫學

410　　　　　　　　　　　　　　　　　109012460

ISBN 978-957-13-8345-3
Printed in Taiwan